Loil Neidhöfer

Intuitive Körperarbeit

Loil Neidhöfer

# Intuitive Körperarbeit

Die Deutsche Bibliothek - CIP-Einheitsaufnahme

Neidhöfer, Loil:
Intuitive Körperarbeit / Loil Neidhöfer. - Orig.-Ausg.,
1. Aufl. - Oldenburg : Transform, 1991
ISBN 3-926692-24-3

1. Auflage 1991. Originalausgabe
Copyright © by Transform Verlag, Werner Lange, Postfach 4709,
2900 Oldenburg
Printed in Germany. Alle Rechte vorbehalten.
Druck: Clausen & Bosse, Leck
Lektorat: Ingrid Meins
Umschlaggestaltung: Barbara Eckholdt
ISBN 3-926692-24-3

# INHALT

## Zu diesem Buch

Dieses Buch ist mein Abschied von jeder Form konventioneller und unkonventioneller *Psychotherapie*, einschließlich der sogenannten humanistischen Verfahren.

Mein Fazit nach fünfzehn Jahren intensiver professioneller Tätigkeit in diesem Feld ist: Psychotherapie wirkt nicht wegen, sondern trotz ihrer Methoden, Techniken, Strategien, etc. Das *agens* effektiver "therapeutischer" Arbeit ist die Kunst, mit dem anderen Menschen zu *sein*, nicht das noch so elaborierte Intervenieren.

Mit dem anderen Menschen *sein* bedeutet, auf einer tiefen bioenergetischen Ebene eine Verbindung einzugehen. Dies wiederum erfordert, ständig die eigenen Grenzen und damit die Begegnung zu riskieren. Daher ist jede Therapie, die den Namen verdient, im Grunde eine Liebesgeschichte. Vor allem der Therapeut muß seine Klienten lieben, sonst bewegt sich nichts. Ich meine nicht die kitschige Verliebtheit, die aus Übertragung und Gegenübertragung resultiert, auch nicht irgendeine Form seelsorgerischen Erbarmens. Ich meine die tiefe Verbundenheit mit allem Lebendigen, die unerschöpfliche Zuneigung, die, jenseits aller Panzerung, unsere Natur ist.

Wenn die Berührung des Therapeuten in dieser Zuneigung gründet, wird sie zur heilenden Kraftübertragung, und nur dann.

Es geht also um sehr elementare zwischenmenschliche Bewegungen, die eigentlich keiner besonderen Etikettierung bedürfen. Da das Kind jedoch einen Namen braucht, haben meine Freunde und ich unsere Arbeit SKAN genannt. Es ist ein altes indianisches Wort und heißt wörtlich: das, was sich bewegt. Es paßt daher gut zu unserer Arbeit, hatte aber zunächst nur praktisch-organisatorische Bedeutung. Inzwischen ist es zu einer Art Markenzeichen geworden, zur Kennzeichnung der bestimmten Qualität von Körperarbeit, die wir praktizieren und lehren.

Körperarbeit- der Einfachheit halber bin ich bei diesem Jargon-Begriff geblieben. "Körperarbeit" sagen wir, wenn wir gefragt werden, was wir machen. "Körperarbeit" sagen unsere Klienten und Trainees, wenn sie gefragt werden, was für eine Art Therapie das ist. Wenn also in diesem Buch von Körperarbeit die Rede ist, ist meistens SKAN gemeint.

Dieses Buch spiegelt meine subjektive Auffassung und Praxis von SKAN wider. Ich bin sicher, daß meine SKAN-Freunde ein völlig anderes Buch geschrieben hätten. Ebenso sicher bin ich, daß es im wesentlichen das gleiche Buch geworden wäre. Ich hoffe, daß dies Wesentliche in und zwischen den Zeilen deutlich wird.

Bei den meisten Kapiteln handelt es sich um Aufzeichnungen von Workshop-Lectures aus den Jahren 1989 und 1990. Die Anfangskapitel habe ich zur Komplettierung des Buches dazugeschrieben.

Hamburg, April 1990                    Loil  Neidhöfer

# Prolog

Körperarbeit ist Kunst, nicht Wissenschaft. Die Poesie der Sehnsucht ist ihre Sprache, nicht die Prosa des klinischen Berichts. Sie findet statt in der Beziehung, nicht in der Behandlung; in der menschlichen Beziehung, nicht in der "therapeutischen".

Körperarbeit sprengt das Gefüge der Fassadenhaftigkeit, so wie eine Pflanze auf dem Weg zum Licht durch Asphalt wächst. Wer durch den Prozeß der Entpanzerung gegangen ist, ist für immer verloren für die Ersatzwelten aller Zeiten und Orte, für immer gewonnen für die wortlose Weisheit der kosmischen Pulsation. Orden gibt es allerdings nicht dafür, höchstens Bußgeldbescheide. Wer der Welt mit offenem Herzen begegnet, stört die Konfluenz der Lebenslügen, schürt die Todesangst der Spießer.

Körperarbeit untergräbt die Haltung des andauernden kritischen Zweifelns und andere sozial erwünschte Fertigkeiten, Überzeugungen und Ismen, aus denen der soziale Konsens gestrickt ist. Körperarbeit lehrt nicht den Ernst, sondern das Spiel des Lebens. Mehr und mehr und für immer aus dem Strömen zu leben ist ihr Ziel, ihre Sehnsucht.

Körperarbeit bringt notwendigerweise Krisen mit sich. In dem Maße und Rhythmus, wie die Panzerung sich löst und verfestigt und wieder löst, findet ein ständiger Perspektivenwechsel statt. Es geschieht häufig, daß Leute im Verlauf ihres Prozesses wie aus einem Traum erwacht auf ihr Leben schauen, das ihnen nur noch grau-beige vorkommt: diese Beziehung, dieser Beruf, dieser faule Kompromiß, jenes Scheinproblem.

Am Ende einer Sitzung, in der Ekstase der freigesetzten Pulsation, mag jener tyrannische Vorgesetzte wie ein ausgemusterter Gartenzwerg erscheinen, ohne wirkliche Macht. Und diese Hemmung, mit der man vor einer halben Stunde noch identifiziert war, scheint nur noch eine periphere Marotte zu sein, die man abstreifen könnte wie einen seidenen Umhang.

Drei Tage später, wenn der Panzer wieder dichter geworden ist, ist aus dem Gartenzwerg wieder eine unüberwindliche, angsteinflößende Instanz geworden- aber vielleicht nicht mehr ganz so übermächtig wie zuvor. Der Panzer hat einen kleinen Riß bekommen.

So kommt ein Riß zum anderen, und langsam wächst man aus dem Panzer heraus. Langsam. Denn der Prozeß der Entpanzerung dauert meistens Jahre.

"Wachstum braucht Zeit" schrieb schon der alte Fritz Perls an die Adresse der Veränderungs-Maniker, die unter Wachstum nur den Austausch von Konzepten verstanden: Mindfucker, wie Perls sie nannte. Ich habe schon mit zahlreichen Leuten gearbeitet, die zuvor in den Mikrowellen-Workshops solcher Veränderungstechnologen und Introjektverfütterer gebruzzelt haben: nach drei bis fünf tiefen Atemzügen fällt das oft teuer erworbene neue Selbstkonzept mal lautlos, mal ächzend in sich zusammen, und das alte neurotische Unglück bricht hervor wie eine aufgestaute Schlammflut.

Der Prozeß dauert also Jahre. Jahre, die jedoch nicht voller Hoffnung auf Einsicht und bessere Zeiten vertan, sondern als wirkliche Lehrjahre erlebt werden, erst voller Wirrwarr und Risiken, dann voller wiedererweckter Leidenschaft und Lebensfreude, voller aufdämmernder Ahnung, worum es geht.

Am Ende ist man in einer anderen Welt angekommen und schaut ungläubig, aber auch amüsiert zurück. Wie konnte man früher nur...? Man bekämpft die Welt nicht mehr, man paßt sich ihr auch nicht an, man lebt einfach woanders, inmitten der alten Welt. Das Leben ist einfacher geworden, sinnlicher und intelligenter. Vieles, an dem man früher geklebt hat, ist uninteressant geworden. Nur die Sehnsucht ist geblieben, stärker, leuchtender und brennender als je zuvor - und die Entschlossenheit, den Weg jenseits aller Neurose zu Ende zu gehen.

# Wie alles anfing

M ichael Smith wohnte an der Moorweide, fünf Minuten vom Gänsemarkt entfernt, wo ich meine Praxis hatte. Dennoch hatte ich lange Zeit einen großen Bogen um ihn gemacht. Nicht wegen der wilden Gerüchte, die sich um seinen "crazy" Lebensstil und seine ungewöhnlichen Arbeitsmethoden rankten; dies hatte mich eher neugierig gemacht. Gemieden hatte ich ihn aus einem anderen Grund: aus Angst vor der Wahrheit.

Gleichzeitig wußte ich von Anfang an, daß die Begegnung mit ihm unausweichlich war und mein Leben radikal verändern würde.

Eines Tages trieb die Not mich hin. Ich war innerlich am Ende. Äußerlich führte ich ein erfolgreiches Leben, hatte eine volle Praxis als junger Psychotherapeut, lehrte nebenher an der Universität und kam mir sehr bedeutend vor. Ich verdiente einen Haufen Geld und war verstrickt in eine unglückliche Ehe und andere nicht minder unglückliche Beziehungen.

Es war paradox: viele meiner Klienten lebten auf und waren mir dankbar, während ich selbst zunehmend unter einer tiefsitzenden, wohlkompensierten schizoiden Furcht und Verzweiflung litt, die in all den Jahren meiner eigenen Therapie- und Ausbildungszeit im Kern unberührt geblieben war.

Meine Erfahrungen mit Körpertherapie beschränkten sich damals auf einige Sitzungen mit Robert Hall und Thomas Pope im Rahmen eines Sommer-Workshops, der schon einige Zeit zurück lag, aber immer noch nachwirkte.

Nach der ersten Sitzung hatte ich stundenlang geweint, vor unergründlichem Glück. In einer weiteren Sitzung war ich mit solch tiefem, mörderischem Haß in Berührung gekommen, daß ich vor lauter Schreck die Finger von der Körperarbeit ließ und mich lieber weiterhin mit GestaltTherapie und Hypnose beschäftigte.

Es blieb jedoch die Erinnerung und das Wissen, daß ich der Wahrheit, was immer sie sein mochte, in diesen paar Sitzungen näher gekommen war, als jemals zuvor in meinem Leben. Ich ahnte also, was mich erwartete und ging mit gemischten Gefühlen rüber zur Moorweide.

Michael Smith hatte den Ruf des genialen Chaoten: unbestechlich, kompromißlos und brillant in der Arbeit, maßlos und ausschweifend in seiner Lebensweise. Eine ans Magische grenzende Intuition sagte man ihm nach und auch, daß er jede Form von Selbstbetrug und Fassadenhaftigkeit gnadenlos entlarvte. Seine Klienten und Schüler liebten und verehrten ihn; und selbst in den Kommentaren der Skeptiker und den Tiraden der Verleumder klang Respekt an für diesen Mann.

Er lebte seit ein paar Jahren in Hamburg - keiner wußte so recht, was ihn hierher verschlagen hatte - und war *der* Geheimtip in der Therapieszene, für alle, die an wirklichem Wachstum interessiert waren.

Jahre hatte ich gebraucht, um mich ihm zu nähern. Jetzt war es soweit. "How are you doing?" fragte er und grinste freundlich. Sein Gesicht wies ihn als jemanden aus, der gelebt hat. Nach all den Gerüchten hatte ich eine bizarre Gestalt erwartet, und da saß nun - ein Mensch.

Ich spürte so etwas wie Liebe auf den ersten Blick. Er stellte ein paar Fragen zu meiner Familie, ich stammelte ein paar Antworten, die ihn nicht sonderlich zu interessieren schienen. Ich war zu aufgeregt, um irgend etwas Geordnetes von mir geben zu können. Irgendwann zog ich mich aus und legte mich auf die Matratze, starr vor Angst und

Scham. Er sah mich an, ruhig, freundlich, mit klaren, tiefen Augen. Meine ganze akademische, therapeutische und sonstwie erhabene Persönlichkeit hatte keinen Bestand vor diesen Augen und fiel in ein paar Sekunden auseinander. Ich war nur noch ein verängstigtes, einsames Bündel: ein Gefühl, das so alt schien wie mein Leben.

Ich weiß nicht mehr genau, was dann geschah. Er gab mir Anweisungen, in bestimmter Weise zu atmen, ließ mich Töne machen und drückte auf meinen Brustkorb. All dies dauerte eine Weile, dann nahm er meinen Kopf zwischen seine Hände, und eine nie gekannte, unbeschreiblich sanfte wie machtvolle, wellenartige Bewegung lief, besser gesagt: huschte durch meinen ganzen Körper.

Es war keine sonderlich spektakuläre Erfahrung und dennoch ein unvergeßlicher Augenblick: ein paar Sekunden beiläufiger Glückseligkeit. Im selben Moment war mir klar: ich hatte das Tor zu einer anderen Welt aufgestoßen.

Ich öffnete die Augen, er sah mich an, lächelte kurz, sagte "Welcome" und ging hinaus.

Was immer auch geschehen war, ich fühlte, daß dieser Mann mich in meinem Innersten berührt hatte, jenseits aller Worte und Gedanken. Ich wußte nicht, wie er es geschafft hatte, dies endlos verletzte und eingeschüchterte Kind in seinem Versteck aufzuspüren und das tausendfach gebrochene Herz in seine Hände zu nehmen. Aber ich wollte es auch nicht wissen. Ich nahm das Geschenk dieser Begegnung an, ohne zu fragen, und ließ es nie wieder los.

Viele Sitzungen folgten dieser ersten, viele Monate, Jahre, in denen sich durch alle inneren und äußeren Turbulenzen, alles Chaos und alle emotionalen Erschütterungen hindurch eine einfache Veränderung in meinem Leben herausformte: die Verwandlung einer grundsätzlich unglücklichen in eine grundsätzlich glückliche Existenz. Unterwegs kam ich immer wieder an Punkte tiefer Resignation, sah mich als hoffnungslosen Fall, unfähig, die

13

Zwangsjacke der Panzerung jemals abstreifen zu können. Resignation ließ Michael Smith niemals gelten. Das war für ihn nur Ausdruck von Panzerung, deren erklärter Feind er nun mal war. Oft lachte er mich aus, und ich mußte mitlachen. Oft ging ich zerknirscht in eine Sitzung und kam strotzend vor Kraft wieder heraus. Michael lehrte mich, zu kämpfen und zu lieben, was für ihn das gleiche war.

Alle, die damals mit ihm arbeiteten, machten - bei aller individuellen Verschiedenheit - einen ähnlichen Prozeß durch, den Prozeß der allmählichen Entpanzerung. Immer mehr interessierten sich für diese Arbeit. Michael brauchte Unterstützung. Er begann zusammen mit Jürgen Christian, Gruppen auf die Beine zu stellen und konnte seinen Lehrer Al Bauman dafür gewinnen, gelegentlich nach Europa zu kommen, ebenso Linda McNeal und Emily Derr. So entstanden die legendären Sommer-Workshops in Aix-en-Provence.

Manches Bedeutsame in meiner Entwicklung verdanke ich der Arbeit mit Emily und Linda, und die Begegnung mit Al Bauman wurde für mich zur Quelle einer andauernden,

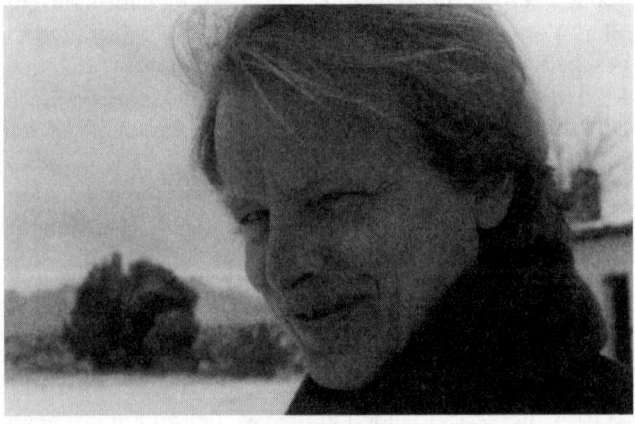

Jürgen Christian

14

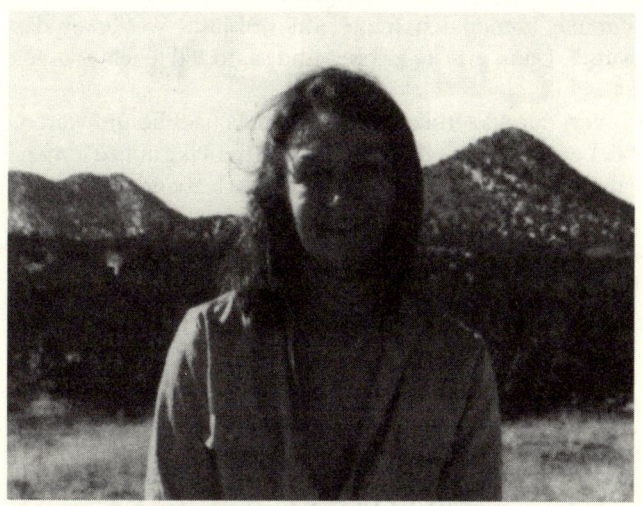

Emily Derr

atemberaubenden Inspiration. Ich schätze mich glücklich, die Unterstützung und Freundschaft dieses einzigartigen Mannes, dieses ebenso sanften wie unerbittlichen alten Kriegers zum Geschenk erhalten zu haben.

Dennoch blieb die Beziehung zu Michael die wichtigste. Er war inzwischen in meine Praxis eingezogen und füllte dort jeden Winkel mit seiner Präsenz. Leute, die kamen und davon nichts wußten, bemerkten dennoch die atmosphärische Veränderung.

Am meisten lernte ich von ihm durch das häufige Zusammensein. Oft trafen wir uns in den kurzen Pausen zwischen zwei Sitzungen und sprachen über die Arbeit. Er war einfach genial! Manchmal warf er einen kurzen Blick auf meinen Klienten, der im Wartezimmer saß, und machte sich dann ein Vergnügen daraus, mir aus dem Stand einen Vortrag über diese Person zu halten: Charakterstruktur, Einschätzung der Arbeit, die noch zu tun war, etc. Es stimmte immer! Ich fragte ihn verblüfft, woher er das wüßte. Dann grinste er breit und sagte:"I'll teach you. It's easy !"

Von den vielen Leuten, die um Michael herum waren, blieben einige, um diese Arbeit von der Pike auf zu lernen. Jahrelang trafen wir uns jeden Mittwoch abend und fuhren im Sommer nach Aix. Es wurde immer deutlicher, welch tiefe Zuneigung dieser wilde, unkonventionelle Mann für

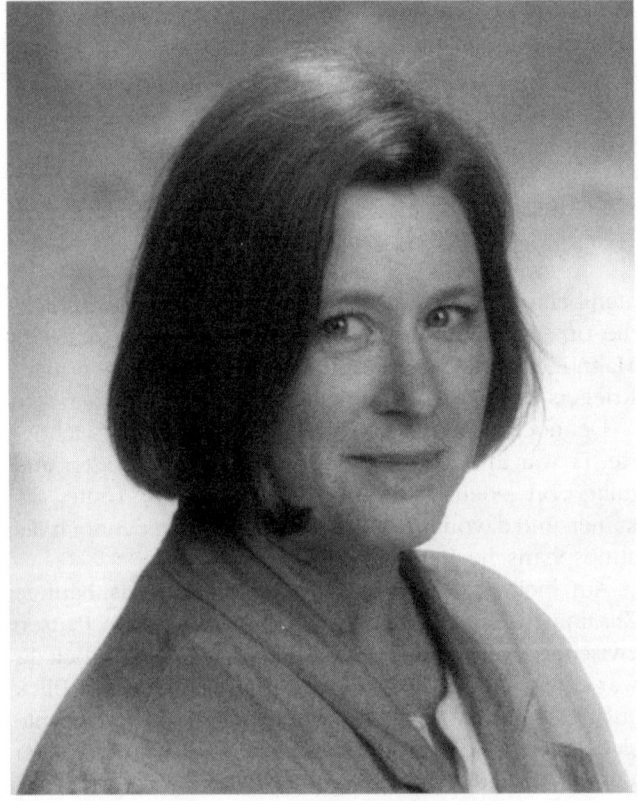

Linda Mac Neal

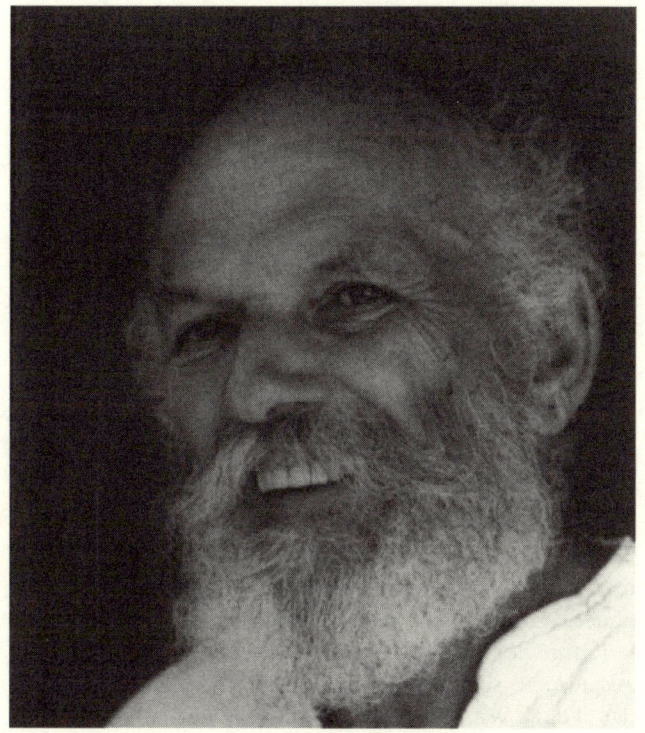

Al Bauman

jeden und jede von uns empfand; und wir wurden immer
fähiger, unserer Liebe für ihn Ausdruck zu geben.

Bald hatten wir alle gemerkt, daß es nicht um Techniken
und Interventionen ging, sondern um die Beziehung, die
er anbot. Nicht die therapeutische, sondern die menschliche Beziehung, in deren Rahmen er die Wahrheit vorlebte:
kompromißlos dem eigenen Strömen zu folgen und den
Menschen von dort her zu begegnen.

Schließlich waren ca. zwanzig Leute qualifiziert, diese
Arbeit - SKAN-Körperarbeit - nicht nur zu praktizieren,

17

sondern auch zu lehren. Es war vor allem Michaels Verdienst, daß diese Gruppe von Körpertherapeuten in langen Jahren herangereift war. "Now it's your turn", sagte er oft und fügte beschwörend hinzu: "Take responsibility for who you are!" - Ein Satz, der sich mir tief einprägte.

Michael lebte inzwischen wieder in den USA. Nach dem Reaktorunglück von Tschernobyl war er mit seiner schwangeren Frau Ellen und seinem kleinen Sohn David dorthin zurückgekehrt. Er litt sehr unter diesem "split": seine Familie in Neu-Mexico und seine besten Freunde in Europa. Ein reger Reiseverkehr war die Folge: viele von uns flogen oft für ein paar Wochen rüber, und er kam zwei bis dreimal im Jahr für länger nach Europa.

Meine persönliche Beziehung zu Michael nahm in dieser Zeit eine neue Form an; das Schüler-Lehrer-Verhältnis trat immer mehr in den Hintergrund zugunsten unserer stetig wachsenden und sich vertiefenden Freundschaft.

Die beiden Sommer 88 und 89 verbrachten wir wieder in Aix, diesmal als Kollegen. Wir arbeiteten mit vielen neuen Leuten, die sich für SKAN interessierten. Wir führten kaum noch "Fachgespräche". Oft saßen wir einfach nur zusammen, schauten unseren Kindern zu und genossen das "Feld". Wir spielten abends Boule und morgens Tennis, fuhren durch die Gegend, oft schweigend, in wortlosem Einverständnis; und wie immer lachten wir viel über die Absurditäten des niemals endenden menschlichen Dramas. Es war eine einfache, schöne Zeit.

Ich fuhr weiter nach Italien, er wollte bald zurück nach Neu-Mexico. Als ich wieder in Hamburg war, kam am 11. September abends ein Anruf aus Santa Fe. Michael war gestorben.

Der Schmerz. Dieser Schmerz, tief, tief in der Brust, mitten im Herz, er wollte und wollte nicht aufhören.

Er war schon lange krank und immer öfter müde gewesen. Wir hatten von Anfang an mit der Möglichkeit seines baldigen Todes gelebt. Aber immer wieder hatte er sich gut erholt. So verging Jahr um Jahr. Wir hatten uns daran gewöhnt. Und nun traf es uns fast völlig unerwartet.

Nach der ersten Zeit der Trauer kam eine helle Leichtigkeit und Freude, wann immer ich an ihn dachte. Da wußte ich: es geht ihm gut! Eine tiefe Dankbarkeit erfüllte mich, daß dieser unglaubliche Mann mein Leben gekreuzt hatte.

Ich konnte wieder die Musik hören, die wir zusammen gehört hatten. Er mochte alles, was "true" war, von Vivaldi bis Van Morrisson. Mit ein paar Zeilen des letzteren will ich dieses Kapitel beenden; Michael hat sie im letzten Sommer oft vor sich hingesungen.

*I forgot that love existed,*
*troubled in my mind*
*Heartache after heartache,*
*worried all the time*
*I forgot that love existed*
*Then I saw the light*
*Everyone around me make everything alright*

*Oh, oh Socrates and Plato*
*They praised it to the skies*
*Anyone who's ever loved*
*Everyone who's ever tried*

*If my heart could do my thinking*
*and my head begin to feel*
*I would look upon the world anew*
*and know what's truly real.*

19

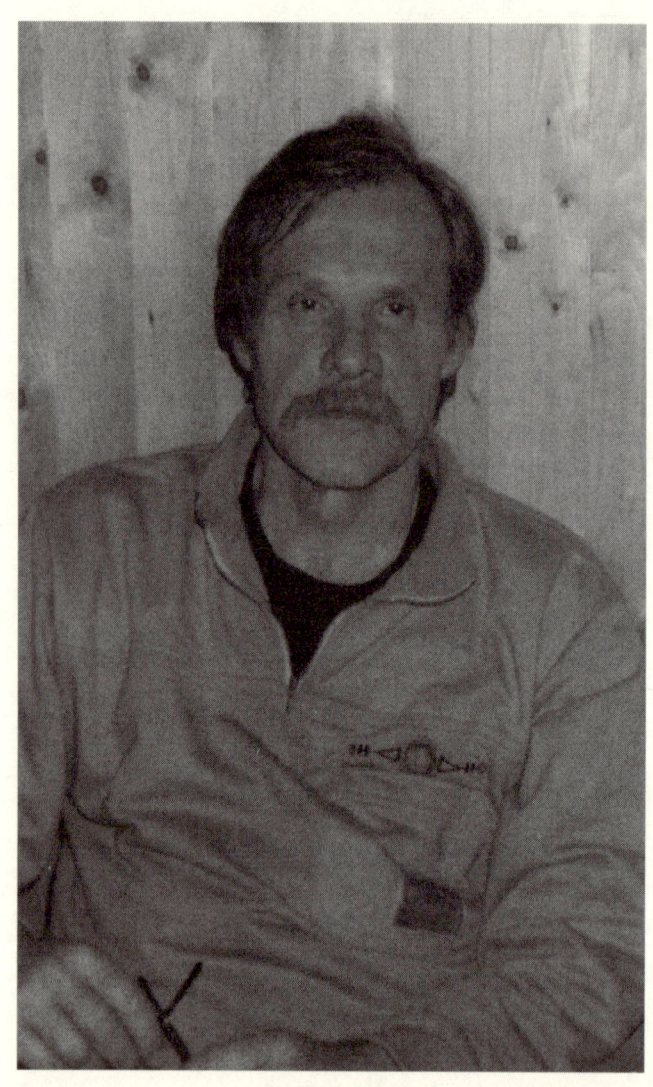

Michael Smith

In simple terms, SKAN methods focus on awakening the heart. This is not the "heart" of nostalgia and sentimentality; rather, it is the heart of sensitive clarity and warm, natural aliveness, the heart of hearing, the heart of vision, the heart, which is the center of the self, that which reaches out to touch the "other" and comes into intimate contact with the fundamental pulsation of all living things.

*Michael Smith*

## Strömen

Wilhelm Reich beschrieb die Struktur des Charakterpanzers als kompliziertes, ineinander verwobenes Gefüge emotionaler, mentaler und körperlicher (muskulärer und gewebemäßiger) Verfestigungen, die sich - von der Oberfläche bis zum Innersten der Person - wie Schichten überlagern: eine chronische äußerliche Höflichkeit mitsamt der zugehörigen Körperhaltung mag eine dahinterliegende "Rutsch-mir-den-Buckel-runter-Haltung" kaschieren, die wiederum aus einer tieferliegenden Angst gespeist wird, welche einen alten Zorn am Ausbruch hindert, der über einer noch älteren Verachtung liegt, die eine noch tiefere Furcht kompensiert und so weiter und so weiter. Reich arbeitete sich manchmal durch ein Dutzend und mehr solcher Schichten hindurch. Ihre Abfolge schien beliebig zu sein und hatte am Ende doch immer ihre eigene, kaum verallgemeinerbare Logik, so, wie sie sich aus der nachvollzogenen persönlichen Geschichte und Dynamik des Patienten ergab.

In der Fülle dieser klinischen Erfahrungen fand Reich eine einfache Ordnung; die vielen Schichten ließen sich zu drei Gruppen zusammenfassen:
- die äußere Schicht der sozialen Fassade
- die mittlere Schicht der "sozial unerwünschten" reaktiven Haltungen und "negativen" Emotionen sowie
- die innere Schicht, der "natürliche Kern", bestehend aus Gefühlen der bedingungslosen Liebe für alles Lebendige, aus Gefühlen der Kraft und des Wohlbefindens.

Im Vorwort zur "Massenpsychologie des Faschismus",

erschienen 1933, entwarf Reich dieses Drei-Schichten-Modell:

*In der oberflächlichen Schicht seines Wesens ist der durchschnittliche Mensch verhalten, höflich, mitleidig, pflichtbewußt, gewissenhaft. Es gäbe keine soziale Tragödie des Menschentiers, wenn diese oberflächliche Schicht des Wesens mit dem natürlichen Kern unmittelbar in Kontakt wäre. Dies ist nun tragischerweise nicht der Fall: Die oberflächliche Schicht der sozialen Kooperation ist ohne Kontakt mit dem tiefen biologischen Kern der Person; sie ist getragen von einer zweiten, einer mittleren Charakterschicht, die sich durchweg aus grausamen, sadistischen, sexuell lüsternen, raubgierigen und neidischen Impulsen zusammensetzt...Dringt man durch diese zweite Schicht des Perversen tiefer ins biologische Fundament des Menschentiers vor, so entdeckt man regelmäßig die dritte und tiefste Schicht, die wir den "biologischen Kern" nennen.*

*Zutiefst in diesem Kern ist der Mensch ein unter günstigen sozialen Umständen ehrliches, arbeitsames, kooperatives, liebendes, oder wenn begründet, rational hassendes Tier. Man kann nun in keinem Fall charakterlicher Auflockerung des Menschen von heute zu dieser tiefsten, so hoffnungsreichen Schicht vordringen, ohne erst die unechte, scheinsoziale Oberfläche zu beseitigen. Fällt die Maske der Kultiviertheit, so kommt aber zunächst nicht die natürliche Sozialität, sondern nur die pervers-sadistische Charakterschicht zum Vorschein.(1)*

Die Existenz der äußeren und der mittleren Schicht kann jeder aufgrund seiner Alltagserfahrungen bestätigen. Reichs Beschreibung der inneren Schicht jedoch ist oft abqualifiziert worden als hypothetisch-idealistische

Beschwörung des guten Kern im Menschen. Belegbare Tatsache ist jedoch, daß diese innere Schicht genauso existiert wie die beiden anderen, auch wenn sie von den Wenigsten *gelebt* wird. Tatsache ist leider auch, daß in vielen, vor allem verbalen Therapieformen die meisten Menschen kaum zu dieser Schicht vordringen, geschweige denn, sich stabil in ihr etablieren können.

Dies gelingt nur, wenn der Körper hinreichend in die Arbeit einbezogen wird, die Arbeit also "an der biologischen Tiefe, am Plasmasystem, oder, wie wir technisch zu sagen pflegen, am biologischen Kern des Organismus" (2) ansetzt. Es hängt also zunächst von der Therapieform ab.

Vor allem aber müssen die Therapeuten als Personen in ihrem Erleben und Handeln in der inneren Schicht verankert sein. Sind sie in der zweiten oder gar ersten Schicht in ihrer persönlichen Entwicklung steckengeblieben, können ihre Klienten nicht in die dritte Schicht hineinwachsen. Keine noch so ausgefeilte Technik kann dies dann leisten. Dem liegen einfache energetische Prinzipien zugrunde, auf die wir später noch zu sprechen kommen. (3)

Einige Autoren in der Nachfolge Reichs haben die innere Schicht aufgrund ihrer klinischen Erfahrungen ebenfalls beschrieben. Ola Raknes, einer der bekannt gewordenen norwegischen Schüler Reichs, formuliert "orgonomische Kriterien für Gesundheit":

*Fähigkeit zu uneingeschränkter Konzentration auf einen Arbeitsvorgang, eine Aufgabe, ein Gespräch oder eine genitale Umarmung sowie ein Gefühl der Einheit in dem, was man ist und was man tut.*

*Ein Gefühl tiefen Kontaktes zum eigenen Körper, zu anderen Menschen, zur Natur und Kunst und auch z.B zu den Werkzeugen, die man bei der Arbeit benutzt; ferner auch die Fähigkeit, Eindrücke auf sich wirken zu lassen, der Mut und der Wille, es den Dingen und Ereignissen zu gestatten, Eindrücke hervorzurufen.*

*Freiheit von Angst, wo keine Gefahr ist, und die Fähigkeit, auch in gefährlichen Situationen rational zu reagieren; der Mut, sich freiwillig in gefährliche Lagen zu begeben, wenn man vernünftige und wichtige Gründe dafür sieht.*

*Ein tiefes und anhaltendes Gefühl von Wohlbefinden und Kraft, das auch spürbar ist, wenn man mit Schwierigkeiten zu kämpfen hat oder nicht allzu starke Schmerzen erleidet. Einige dieser Empfindungen lassen sich auf ein Lustgefühl in den Genitalien während der Ausatmung zurückführen.*

*In ziemlich regelmäßigen Intervallen (das variiert von Person zu Person und von Zeit zu Zeit) findet unter unwillkürlichen Konvulsionen des ganzen Körpers und momentanem Verlust des Bewußtseins ein Orgasmus statt.*

*Der ganze Körper ist elastisch aufgerichtet, keine Krämpfe, keine Zuckungen.*

*Die Haut ist warm und ausreichend durchblutet, die Farbe rötlich oder braun, warmer Schweiß kann auftreten.*

*Die Muskeln können sich spannen oder entspannen, ohne aber chronisch kontrahiert oder schlaff zu sein; freie Peristaltik, keine Darmverstopfung oder Hämorrhoiden.*

*Die Gesichtszüge sind lebendig und beweglich, niemals starr oder maskenartig, die Augen sind klar und zeigen lebhafte Pupillenreaktionen; die Augäpfel stehen weder vor, noch sind sie eingesunken.*

*Es ist eine vollständige, tiefe Ausatmung mit einer Pause vor jeder neuen Inspiration vorhanden; die Brust kann sich frei und leicht bewegen.*

*Der Puls ist gewöhnlich regelmäßig, ruhig und kräftig; normaler Blutdruck.*

*Schließlich ist der ganze Organismus von einem brei-
ten, sich verändernden Orgonfeld umgeben. (4)*

Dieser Katalog kann zumindest ansatzweise von fast
jedem nachvollzogen werden. Jeder kennt die glücklichen
Momente, wenn die Panzerung, meistens in Folge unge-
wöhnlicher äußerer Anlässe, für Augenblicke außer Kraft
gesetzt ist und Kerngefühle wie Freude, Begeisterung,
Rührung, Liebe und Hingabe mehr oder weniger ekstatisch
ins Erleben drängen und sich danach noch für Stunden
oder gar Tage als Wohlbefinden, Ruhe, Kraft und Zuversicht manifestieren.

Noch ein weiterer berufener Autor sei zitiert, Stanley
Keleman, der das Leben aus der inneren Schicht als "biologisches grounding" versteht:

*Wenn die elementaren Funktionen allmählich neu
gegründet werden, wenn nach und nach in das System
und in die Vibration Bewegung kommt, dann erfahren
die Menschen eine Veränderung sowohl in ihrer Wahrnehmung als auch in ihren Werten. Sie berichten von
wachsender Lust, Befriedigung und Bedeutung in ihrem
Leben; sie entwickeln eine Fähigkeit, diese Erregung aufrechtzuerhalten, eine Fähigkeit, sie geschehen zu lassen,
zuzulassen, daß sich eine qualitative Lebendigkeit entfal-
tet, die sie selbst und ihre Beziehungen zur Welt verändert.
Sie lernen Liebe und Eros kennen, tiefen Kontakt und
daraus fließende Erfahrung des eigenen Ichs und der
anderen, die das Ich vertieft und ihm zu mehr Selbster-
kenntnis und Selbstausdruck verhilft. Diese dynamische
Lebendigkeit wird für sie zum zentralen Wert und zur
Seinsweise in der Welt; wie diese Lebendigkeit, diese Mensch-
lichkeit und diese Liebe weiterentwickelt und vermittelt
werden könne, das wird zur zentralen Frage ihres Lebens.*

*Dies alles bildet einen Kontrast zu ihrer früheren Muskel-*
*starre, die von Werten wie: wie kann ich mich sicher*
*fühlen, überlegen sein oder die Welt regieren, begleitet*
*war. Ein biologisches grounding der Art, wie ich es be-*
*schrieben habe, erlaubt die Entwicklung einer Persönlich-*
*keit als energetisch lebendiger, lustfähiger und liebender*
*Körper; und einem solchen Menschen würde es, glaube*
*ich, unmöglich sein, in den Krieg zu ziehen, Krieg zu*
*führen oder ihn anzuzetteln, es sei denn, er wäre tatsäch-*
*lich bedroht. Es ist unmöglich, sich von einem solchen*
*Menschen vorzustellen, er töte oder unterdrücke andere,*
*nicht weil er geistig so entwickelt wäre, sondern weil er auf*
*menschliche und sensible Art lebendig ist. (5)*

Die entscheidende Qualität der inneren Schicht ist das
weitgehend freie bzw. freigesetzte Fließen der natürlichen
Körperenergien(6); Reich nannte es "Strömen".

Strömen ist eine sinnlich-konkrete Erfahrung: Wellen
der Erregung laufen durch den Körper, den Rücken hoch
über den Kopf, die Frontallinie hinunter, rieseln ins Bek-
ken, in die Beine, unter die Füße und wieder hinauf zum
Kopf. Hände und Füße sind warm, die Augen bekommen
Glanz. Die Atmung ist leicht und frei, bei jeder vollen
Ausatmung stellt sich ein wohliges Gefühl in den Genitalien ein, das sich über den ganzen Körper ausbreitet. Vom
vitalen Zentrum in der Körpermitte dehnen sich sanfte
Wellen zur Peripherie aus, erreichen und beleben die
Haut. Der Kopf ist klar und frei, das zwanghafte Denken
hört auf.

All diese Energiebewegungen im Körper müssen nicht
permanent bewußt sein, sind aber jederzeit bewußtseins-
fähig, sobald die Aufmerksamkeit darauf gerichtet wird.
Das Gesamtgefühl ist jedoch immer eine entspannt-vibrie-
rende Präsenz, eine grundsätzliche Zugewandtheit zur

Welt, sowie ein Gefühl der Stärke, Zuversicht und Gelassenheit. Diese Gesamtstimmung bildet den Hintergrund für die alltäglichen Verrichtungen und bleibt erhalten, auch wenn die Lebensumstände schwierig werden.

Strömen meint nicht nur den freien Energiefluß längs der auf- und absteigenden Bahnen im Körper sowie vom Kern zur Peripherie, sondern vor allem auch das Ausstrahlen (Radiieren) über die Peripherie hinaus. Strömen impliziert damit eine Wahrnehmung und ein Verständnis der eigenen lebendigen Existenz als Energiefeld, das mit anderen (Energiefeldern) durch Feldüberlagerung energetisch kommunizieren kann. (7)

Je tiefer das Strömen, desto intensiver die direkte, fühlende, pulsierende Teilhabe an der Welt, die als tiefe, vibrierende Verbundenheit mit allem Lebenden erlebt werden kann.

Wer im Strömen lebt, nimmt andere weniger durch den Filter seiner Konzepte und Urteile wahr, sondern *erlebt* sie. Al Bauman erzählt hierzu immer gern folgende Anekdote: Wilhelm Reich, Elsworth Baker und Al Bauman gingen durch New York und unterhielten sich lebhaft über eine Frau, die sie kurz zuvor getroffen hatten. Wilhelm Reich gab dabei seiner Bewunderung und Begeisterung für diese Frau Ausdruck. Darauf Baker, der als rigider Kliniker galt: "Aber Reich, die Frau ist doch völlig hysterisch!" Darauf Reich:"Stimmt Baker. Aber hast du nicht diese wundervolle Stimme gehört?" (8)

Mit dem anderen *sein* wird zum Bedürfnis, sich nicht dem anderen zu präsentieren, ihn zu kategorisieren, mit ihm zu argumentieren. Das Miteinander-Schwingen wird ersehnt und gesucht, die berühmte gleiche Wellenlänge, der "Draht", den man zu jemandem hat. Kommt dieses Mitschwingen nicht zustande, so wird dies als schmerzhafte Deprivation empfunden, die kaum kompensierbar ist, auch nicht durch Sex oder geistreiche Gespräche. Ohnehin wird das Sprechen unwichtiger. Es verstummt natürlich nicht, aber es ist befreit von aller Verbissenheit, Selbstdarstellung und sonstigen Erhabenheiten. Es wird entweder praktisch-funktional oder spielerisch.

Mit dem anderen *sein* heißt, in der Gegenwart des anderen energetisch expandieren zu können, sein Feld ausdehnen zu können und gleichzeitig dem anderen zu gestatten, dies ebenfalls zu tun. Was dabei herauskommt trotzt natürlich jeder Tagesordnung, es ist ein freier Tanz ohne gelernte Schritte, ein Spiel ohne Regeln. Dennoch, oder gerade deswegen, formt sich jede Begegnung, die aus dem Strömen gelebt wird, zu einer ganzen Gestalt mit Anfang, Höhepunkt, Ende.

Dies gilt insbesondere für das erotische Miteinander-Sein, die genitale Umarmung. "Wo das Leben einfach liebt, da "fickt" das gepanzerte Leben", schrieb Reich. Und weiter:

*In seinen Liebesbeziehungen funktioniert Leben ebenso unbehindert wie bei all seinen anderen Betätigungen; es läßt seine Funktionen langsam anwachsen, von den ersten Regungen bis zum Höhepunkt der glücklichen Erfüllung, gleichgültig, ob es sich nun um das Wachstum einer Pflanze vom Samenkorn bis zur Blüte und Fruchtreife oder um die organische Entwicklung eines befreienden Gedankensystems handelt. Ebenso läßt Leben seine Liebesbeziehungen vom ersten vielsagenden Blick bis zur vollsten Hingabe bei der bebenden Umarmung anwachsen. Leben drängt nicht zur Umarmung. Es ist nicht in Eile, es sei denn, lange Abstinenz hat eine umgehende Entladung der Lebensenergie erforderlich gemacht...So denkt Leben auch nicht gleich an die Umarmung, wenn es einen Partner trifft. Leben trifft sich mit ihm, einfach, um ihn zu treffen. Es kann sich auch wieder von ihm trennen; es kann zusammen mit ihm ein Stück des Weges zurücklegen und sich dann von ihm trennen; oder es kann den ganzen Weg mit ihm zusammen gehen bis zur vollen Verschmelzung. Leben hat keine festen Vorstellungen davon, was in der Zukunft geschehen wird. Leben läßt die Dinge ihren natürlichen Lauf nehmen. Die Zukunft erwächst aus dem ständigen Strom der Gegenwart, wie auch die Gegenwart aus der Vergangenheit hervorgeht. Sicherlich gibt es Gedanken, Träume und Hoffnungen für die Zukunft; aber die Zukunft beherrscht nicht die Gegenwart, wie dies beim gepanzerten Leben der Fall ist...Die genitale Umarmung erwächst natürlicherweise aus einem sich langsam im ganzen Körper bemerkbar machenden Drang, mit einem anderen Körper zu verschmelzen...Die Endlust der völligen Energieentladung ist das spontane Ergebnis eines länger dauernden Aufbaus von kleineren Lusterlebnissen...Die vollständige organismische Erregung geht der speziellen genitalen Erregung voraus. Orgastische Potenz erwächst aus dieser Lust des ganzen Körpers, und nicht allein aus den Genitalien. Die Genitalien sind bloß ausführende Organe der physischen Durchdringung, nachdem die gegenseitige Verschmelzung der Orgonenergiefelder schon einige Zeit vor der schließlichen Erfüllung geschah... Das herrliche Ineinanderverschmelzen ist da, oder es ist nicht da. Es kann für Augenblicke kommen, und es kann wieder gehen. Es kann nicht erzwungen oder mit Gewalt festgehalten werden. Wenn es nicht dableibt und wächst, wird sich die Umarmung nicht in eine genitale Verschmelzung weiterentwickeln....Der Orgasmus selbst kommt dann, wann er zu kommen hat, und nicht, wann er oder sie es wünscht. Man kann einen Orgasmus nicht "wünschen" und "bekommen", wie man am Ladentisch eine Flasche Bier bekommen kann.*

*Der Orgasmus in seiner wahren biologischen Bedeutung ist Ergebnis stetig wachsender Erregungswellen, und nicht etwas, das man durch harte Arbeit erwerben kann. Es ist eine einheitliche Konvulsion eines Gesamtenergiesystems, das sich vor der Verschmelzung aus zwei Energieeinheiten gebildet hat, und das sich nach der Verschmelzung wieder in zwei individuelle Existenzen aufteilen wird. Bioenergetisch führt der Orgasmus zu einem tatsächlichen Verlust der eigenen Individualität und zu einem völlig anderen Daseinszustand..... Die innere Beschaffenheit der Liebesfunktion hat auf jede einzelne Teilfunktion auch aller anderen Aktivitäten des Individuums bestimmenden Einfluß. Der Ficker wird immer alles haben wollen, immer darauf drängen, es rein- oder wegspritzen; er wird immer ein paar spezielle Tricks haben, um schnell zum Ziel zu kommen. Der duldende Typ wird immer Opfer bleiben, dem Dränger mehr oder weniger ausgeliefert. Der genitale Charakter jedoch läßt den Dingen einfach ihren Lauf, läßt sie geschehen; er ist immer voll bei der Sache, ganz gleich, was er unternimmt, vom Lieben einer Frau bzw. eines Mannes bis zum Aufbau einer Organisation oder einer beruflichen Stellung. (9)*

Wer im Strömen lebt, wird schmerzhaft konfrontiert mit der Panzerung der Welt. Vielen Menschen, die im Verlauf ihrer Therapie zunehmend in der inneren Schicht Fuß fassen, fällt es immer schwerer, sich in ihren gewohnten Lebenszusammenhängen wohl zu fühlen. Je weiter die eigene Entpanzerung voranschreitet, desto sensibler werden sie für die Panzerung der anderen. Ein Gang durch ein volles Kaufhaus kann dann leicht zur Qual werden, ebenso Kinobesuche, small talks, jede Art konventioneller Zerstreuung. Manche meiner Klienten ahnen bald, daß sie ihre Berufstätigkeit früher oder später wesentlich verändern müssen, weil sie merken, daß ihnen die nötige Fassadenhaftigkeit allmählich abhanden kommt.

Eine junge Frau hatte einen "Traumjob" als PR-Managerin bei einem großen Konzern. Die Arbeit, die sie drei Jahre mit großem Schwung und Erfolg geleistet hatte, wurde immer mühsamer. Nach einem Jahr Körperarbeit kündigte sie, um dem fälligen Rausschmiß zuvorzukommen. Sie konnte den Job einfach nicht mehr machen.

Eine andere Klientin, der in einer Sitzung ein entscheidender Durchbruch gelungen war, schrieb danach:

*Ich ging nach der Sitzung zu Fuß nach Hause, obwohl der Weg weit war, über eine Stunde. Ich wußte nicht, wohin mit all der Power, ich wollte mich einfach auslaufen. Ich kam nach Hause; in der Küche saß ein fremder Mann: mein Mann. Er sah aus wie immer und tat, was er immer tat. Trotzdem war mir, als würde ich ihn zum ersten Mal sehen, und zwar so, wie er ist. Und ich konnte absolut nichts Liebenswertes an ihm finden. Ich spürte keinen Groll, keinen Schmerz, nur eine große Nüchternheit. Und eine Stimme in mir fragte immer wieder: Mit wem hast du da achteinhalb Jahre zusammengelebt?*

Diese Beispiele stehen für viele andere. Anzumerken ist noch, daß die Entwicklung dieser beiden Frauen nicht im Desaster von Arbeitslosigkeit und Beziehungsunglück endete, sondern daß sie die Kraft fanden zu einer Neuorientierung. Wer den Mut hat, durch den Prozeß der Entpanzerung zu gehen, hat meistens auch den Mut, sich vom Leben weitertragen zu lassen. Die Entwicklung dieser Frauen, wie vieler anderer Menschen, mit denen ich gearbeitet habe, sowie meine persönlichen Erfahrungen bestätigen mir immer wieder aufs neue die Richtigkeit der scharfen Unterscheidung, die Wilhelm Reich zwischen gepanzertem und ungepanzertem Leben getroffen hat:

*Der gepanzerte Organismus empfindet keine plasmatischen Strömungen, im strengen Gegensatz zum ungepanzerten Organismus. In demselben Maße, in dem die Panzerung sich löst, stellen sich die Strömungsempfindungen ein, die der Gepanzerte zunächst als Angst erlebt. Ist die Panzerung völlig gelöst, so werden orgonotische Strömungsempfindungen lustvoll erlebt. Dadurch verändert sich alles Reagieren in so grundsätzlicher Weise,* **daß man von zwei einander fremden und wesentlich anders-artigen biologischen Zuständen sprechen darf.** *Die Veränderung gelingt natürlich nicht in jedem Falle. Aber wo sie gelingt, gehen mit ihr auch fundamentale Veränderungen der Organempfindungen einher; und mit den Organempfindungen verändert sich das "Weltbild" rasch und radikal.* (10) (Hervorhebungen von mir, L.N.)

Aus dem Strömen leben ist gleichbedeutend mit der Lebensweise und Haltung, die auf natürliche Weise der inneren Schicht entspringt und nicht aus der Panzerung motiviert wird. Strömen heißt, sich vom Leben bewegen zu lassen, statt in einem selbst- oder fremdgebastelten konzeptionellen Regelwerk allmählich zu erstarren.

Strömen heißt, dem kosmischen Gesetz der Anziehung zu folgen: Niedrigere energetische Ladung strebt zur höheren Ladung, sucht die Verbindung zu immer höherer Ladung. Alles menschliche Streben folgt diesem Gesetz.

*Jede echte Religion entspricht der kosmischen, der "ozeanischen" Erfahrung des Menschen. Jede echte Religion enthält die Erfahrung des Einsseins mit einer allgegenwärtigen Macht und zugleich einer zeitweiligen,*

*schmerzlichen Trennung von dieser Macht. Die ewige
Sehnsucht nach Rückkehr zum eigenen Ursprung ("Rückkehr in den Mutterleib"; "Rückkehr in das gute Land, aus
dem man kam"; "Rückkehr in die Arme Gottes" usw.),
nach dem Wiedereingebettetsein im "Ewigen", durchzieht
alle menschliche Sehnsucht. Sie wirkt am Grunde der
großartigen intellektuellen und künstlerischen Schöpfung
des Menschen; sie ist im Innern aller Sehnsucht der
Jugendzeit. Sie beflügelt alle großen gesellschaftlichen
Entwürfe. Es scheint so, als strebe der Mensch danach,
seine Trennung vom kosmischen Ozean zu begreifen;
Vorstellungen wie "Sünde" haben ihren Ursprung in einem Versuch, diese Trennung zu erklären. Es muß einen
Grund dafür geben, daß der Mensch nicht mit "Gott"
vereint ist; es muß einen Weg geben, diese Vereinigung
wiederherzustellen, zurückzukehren, heimzukom-
men.(11)*

Aus dem Strömen leben ist natürlich kein Endstadium
menschlichen Wachstums. Ganz im Gegenteil: wahre hu-
mane Entwicklung kann erst aus der inneren Schicht
heraus entstehen, nachdem die subhumanen Tendenzen
der äußeren und mittleren Schicht, nachdem Neurose,
Psychose, Psychopathie transzendiert sind. (12)

Damit sind Fragen menschlicher Entwicklung jenseits
von Körperarbeit, Therapie oder "Selbsterfahrung" berührt, also Fragen wirklicher Spiritualität. Dazu mehr in
einem späteren Kapitel.

Therapie muß sich in ihrer allgemeinen Zielsetzung am
Menschenmöglichen orientieren. Wenn humanes In-der-
Welt-Sein dort beginnt, wo weder die subhumane soziale
Fassade, noch Angst, Scham, Haß, Mißgunst, Herrschsucht
das Miteinander bestimmen, dann muß jede wahre Thera-
pie darauf abzielen, die Menschen mit ihrem biologischen

Kern in Berührung zu bringen und sie in die Lage zu versetzen, aus dem Kern zu leben, statt aus der Panzerung. Eine Einflußnahme auf dieser tiefen biologischen Ebene zieht Veränderungen auf allen anderen nachgeordneten Ebenen nach sich. "Wir arbeiten nicht mehr bloß an individuellen Konflikten und Panzerungen, sondern am *Lebendigen* selbst", schrieb Reich. "Indem wir es allmählich lernen, dieses Lebendige zu begreifen und zu beeinflussen, kommen die rein psychologischen und physiologischen Funktionen von selbst in den Bereich der Arbeit. Schematisches Spezialistentum ist nicht mehr möglich." (13)

Inhaltliche Probleme und Konflikte werden im Verlauf einer Körpertherapie immer seltener zum direkten Gegenstand der Arbeit, da sie nur äußerer Ausdruck des behinderten oder blockierten Energieflusses sind. Wenn der Charakterpanzer schmilzt, sieht die Welt anders aus, Kräfte sind plötzlich frei zur Beseitigung vorher "unlösbarer" Aufgaben, manches alte Problem ist auf einmal kein Thema mehr und erledigt sich "von selbst" - und neue Grenzen und Herausforderungen kommen in Sicht.

Es geht also darum, einen raschen Zugang zu diesem Innersten, zum biologischen Kern zu finden. Dies gelingt in der Körperarbeit meist sehr früh, oft schon in der ersten Sitzung. Der Klient mag noch so gepanzert, noch so kontaktunfähig sein, es gibt meistens, ich möchte sagen: fast immer, mindestens eine kleine Lücke in der Panzerung, die Zugang zu der verborgenen vegetativen Lebendigkeit bietet. Dies ist manchmal wie eine Art Schatzsuche: Man muß die Geheimtür finden, sich durch den unterirdischen Gang tasten, der ins Zentrum führt.

Wenn jemand zu mir kommt, halte ich also zunächst Ausschau nach dem, was sich bewegt, was lebt, pulsiert, strömt. Ich halte nicht Ausschau nach dem, was starr, leblos, gepanzert ist: das ist offensichtlich genug. Ist dies Stück Lebendigkeit ausfindig gemacht, schenke ich ihm die größte Aufmerksamkeit. Es ist oft nur eine Kleinigkeit, ein Lächeln vielleicht, eine Geste, irgendeine spontane Regung, die, aus dem Kern emporkommend, durch die Maschen der Panzerung geschlüpft ist.

Um einer solchen, manchmal nur rudimentären spontanen Regung Aufmerksamkeit zu schenken, bedarf es keiner therapeutischen oder pädagogischen Bemühung. Denn was lebendig ist, ist auf natürliche Weise attraktiv, anmutend, berührend. Über dieses Stück Lebendigkeit nehme ich den Kontakt auf. Dadurch wird es vergrößert, vertieft und gewinnt auch im Erleben und Bewußtsein des Klienten an Bedeutung. Er beginnt, diesen pulsierenden, strömenden Teil mehr und mehr zu fühlen, und er fühlt sich gut an. So entsteht eine Oase des Wohlbefindens in der Wüste der Panzerung. Im Laufe der Arbeit entstehen viele solcher Oasen der Lebendigkeit, die allmählich zu immer größeren Flächen zusammenwachsen.

Die Arbeit findet also wesentlich von innen nach außen statt. Die natürliche Kraft des biologischen Kerns wird genutzt für eine Aufweichung und Destrukturierung des Panzers von innen her. Also nicht der Therapeut trägt die Schichten durch allerlei Manipulationen und Interventionen von außen ab, sondern der Klient wird angeleitet und ermutigt, seine innere Kraft für den Entpanzerungsprozeß einzusetzen und die Verantwortung für diesen - im wörtlichen Sinne - erschütternden Prozeß zu übernehmen.

Mit fortschreitender Arbeit wird es zunehmend einfacher, im Verlauf einer Sitzung ins Strömen zu kommen. Schließlich kommt in jeder erfolgreichen Therapie eine entscheidende Phase: der Klient beginnt, sich mit dem Strömen zu identifizieren, es als seinen natürlichen Zustand zu akzeptieren und Phasen der Selbstkontraktion als unangenehme Abweichungen hiervon zu erleben. Typisches Anzeichen einer solchen Entwicklung: das Gewahrwerden der eigenen Panzerung wird nicht mehr mit Resignation oder Scham, sondern mit oft "heiligem" Zorn und großer Entschlossenheit beantwortet; Zorn auf alles Verlogene, auf die Unterdrücker, Beschämer und Einschüchterer in der eigenen Biographie und Entschlossenheit, niemals wieder jemandem zu gestatten, soviel unwahre und unwürdige Macht auf einen auszuüben.

An dieser Stelle ist der Kampf zugunsten der vegetativen Lebendigkeit entschieden und das Ende der Therapie rückt in Sicht. Die Ausgangssituation ist nun radikal verändert, denn zu Beginn der Arbeit ist der Klient meistens stark mit seiner Panzerung, seinem Charakter, seinen Beschwerden identifiziert und erlebt Momente des Strömens als unnatürliche, oft sogar Angst erregende Ausnahmen. Diese grundsätzliche Änderung der Selbstwahrnehmung kann im Erleben vielfältige Formen annehmen. Robert, ein Schauspieler Anfang Dreißig, beschrieb seinen "Wendepunkt" so:

*Ich lief nach der Sitzung raus, auf den Gänsemarkt, es wimmelte nur so von Leuten. Ich war aufgewühlt, wie so oft nach den Sitzungen, aber diesmal war es noch anders. Ich kam mir vor wie eine Art Luftballon, irgendwie auf angenehme Art ausgedehnt und aufgeblasen. Und jetzt kommt das Tollste: ich nahm deutlich wahr, wie meine ganze "normale" Art, also all dies Schüchterne, Ängstliche und Zurückgehaltene, wie all das nur eine dünne äußere Schicht ist, irgendwie unwirklich. Innendrin fühlte ich mich ganz anders, voller Kraft und Wärme und Sicherheit. Ich ging weiter, es war gerade Rush-Hour oder so, überall Leute.*

*Einerseits war ich ganz normal, das heißt normal scheu und distanziert, und gleichzeitig beobachtete ich mich*

*dabei, richtig amüsiert, als sähe ich mich im Fernsehen.*
*Und irgendwas in mir sagte ständig voller Freude: Das bin*
*nicht ich, das bin nicht ich, nicht wirklich! Und plötzlich*
*kippte das Ganze: auf einmal fing ich an, wildfremde*
*Leute zu grüßen und anzulachen, nicht als Gag oder um*
*sie zu provozieren. Sondern einfach, weil ich überquoll*
*vor Freude und Energie. Und viele lachten zurück... (14)*

Die Lebensenergie ist also irgendwann im Verlauf des
Prozesses soweit freigesetzt, daß sie in jeder Sitzung die
Panzerung aufs neue aufweicht, durchdringt, öffnet. Immer öfter endet dann eine Sitzung im Strömen des Gesamtorganismus.

Ist dies erreicht, gelangt jemand also beständig und
immer tiefer ins Strömen, beginnt der letzte Abschnitt der
Arbeit. Jetzt geht es darum, das Strömen auch außerhalb
des Therapiekontextes zu *leben*, die Verantwortung dafür
vollständig zu übernehmen, zu lernen, beständig auf diesem hohen Energielevel zu *sein*.

Die herkömmliche oder gesellschaftlich durchschnittliche Art und Weise, mit einem gewachsenen körperlich/
geistigen Energiepotential umzugehen, ist die Verausga-
bung, Verschwendung, Zerstreuung mittels degenerativer
Praktiken.

Die Alternative hierzu ist eine regenerative Lebenspra-
xis. Dies beginnt mit alltäglichen, trivialen Handlungen.
Einen Apfel kann man so schälen, daß die Kontraktion
verstärkt wird: fahrig, angespannt, dissoziiert, in reaktiven
Tagträumen schwelgend. Die gleiche Handlung kann man
so ausführen, daß sie Kraft gibt: konzentriert auf den
Vorgang, aus dem Strömen heraus, meditativ.

Das Resultat eines Tages voller degenerativer Handlungen ist Erschöpfung und Depression. Am Ende eines Tages
voller regenerativer Handlungen stellt sich natürliche

Müdigkeit und gesamtorganismisches Wohlbefinden ein.

Verantwortung für das Strömen zu übernehmen heißt also, sich in jedem Augenblick für das Strömen und gegen die Panzerung zu entscheiden. Aus der immer neuen Entscheidung für das Strömen von Augenblick zu Augenblick erwächst mit der Zeit eine natürliche Disziplin, "the discipline of pleasure" (Al Bauman). Diese Disziplin, die absolut nichts mit irgendeiner Form asketischer Repression zu tun hat, umfaßt zunehmend alle Lebensbereiche, vor allem Ernährung, Bewegung, Sexualität sowie allgemein die Disziplin der Aufmerksamkeit.

Es wird im Erleben dann immer deutlicher, wie z.B. degenerative Ernährungsgewohnheiten oder degenerative sexuelle Praktiken das Strömen, den Kreislauf der Lebenskraft unterbrechen und das Energieniveau senken. Umgekehrt wird immer deutlicher, wie regenerative Ernährung und Sexualität die Pulsation und das Strömen vertiefen.

Hat man einmal die Erfahrung gemacht, für eine gewisse Zeit stabil aus dem Strömen leben zu können, wird es immer unerträglicher, diesen Zustand zu verlieren. Alle sozialen Drogen und Ablenkungen verlieren dann ihre Attraktivität, die immer neue Entscheidung für das Strömen wird zur Hingabe an das Strömen in jeder Handlung und Interaktion, zur wirklichen Lebenskunst, auch unter schwierigen äußeren Bedingungen.

Ein Wort noch zum Verhältnis von Strömen und Angst: Die Qualität der Angst wandelt sich im Verlauf des Prozesses: vordergründige neurotische Ängste (Prüfungsängste, soziale Ängste etc.) verschwinden oder sind kein Hemmschuh mehr für das Handeln. Tiefere existenzielle Ängste werden deutlicher: tiefe Orgasmusangst, Identitätsängste, letztlich Todesangst, Angst vor dem Ego-Tod.

Die Hingabe an die eigenen Strömungsempfindungen

ist zur Lebensweise geworden, zur Lebensweise voller Herausforderungen und Risiken. Immer lustvoller wird das Fließen, immer unerträglicher das Festhalten jeglicher Art. Immer mehr Konzepte, Grundsätze, soziale Selbstverständlichkeiten etc. werden fortgespült von der Lebenskraft. Immer größer wird dabei die Angst vor dem "Identitätsverlust", immer weniger selbstverständlich erscheint dieses "Ich", immer deutlicher wird die Ahnung, daß es nur das letzte Stück Panzerung ist, das gelöst werden muß. Immer größer wird die Sehnsucht danach und die Angst davor.

Wer soweit gekommen ist, fühlt sich wahrscheinlich einsam. Eine tiefe, unsentimentale Zuneigung für alles Lebende ist da, Fassadenhaftigkeit in den persönlichen Beziehungen wird nicht mehr geduldet, das Bedürfnis nach radikaler Intimität und Hingabe prägt das Miteinander-Sein.

Doch man findet kaum jemanden, der in der Lage ist, einem auf dieser Ebene zu begegnen. Glücklich, wer einen Partner mit ähnlicher Entwicklung findet oder den gesamten Prozeß im Kreise Gleichmotivierter durchleben kann.

Am Ende fängt man wieder von vorn an. Man merkt, daß alles im günstigsten Falle nur Vorbereitung war, daß das wirkliche Leben jetzt erst in Angriff genommen werden kann, zögernd und unwissend. Einen Lehrer braucht man dazu, keinen Therapeuten. Denn es geht nun nicht mehr um Selbsterfüllung, diese Illusion ist zerplatzt wie die berühmte Seifenblase. Dieses Selbst kann nicht erfüllt werden, es ist ein zu kleines Flußbett für den Ozean des Strömens.

## Anmerkungen:

1) Wilhelm Reich: Die Massenpsychologie des Faschismus, (c) 1986 by Verlag Kiepenheuer & Witsch, Köln
2) Wilhelm Reich: Charakteranalyse, Frankfurt/Main 1983
3) s. Kapitel 3, "Vegetative Identifikation"
4) Ola Raknes: Wilhelm Reich und die Orgonomie, Frankfurt/Main, 1983
5) Stanley Keleman: Bioenergetische Konzepte des "Grounding", in: H. Petzold (Hrsg.), Die neuen Körpertherapien, Paderborn, 6. Auflage 1991
6) Der Energie-Begriff entzieht sich einer wissenschaftlichen Diskussion im Sinne des abendländischen wissenschaftlichen Materialismus. "Energie" läßt sich erleben, aber kaum kategorial beschreiben. Ein tieferes Verständnis erfordert das Studium solcher Forscher, die in ihrer Arbeit "westliche" Wissenschaftlichkeit transzendiert haben. Reich war auf dem Weg dorthin, und das Werk Randolph Stones ist ein weiteres beeindruckendes Beispiel. Am fruchtbarsten erscheint mir das Studium der Schriften der großen spirituellen Lehrer, wie Vivekananda oder Da Love Ananda. Zur Anregung ein paar Zitate:

*Das Leben ist ein Mysterium. Es ist eine spirituelle Energieessenz. Die Ausatmung des unendlichen Einen. Der unbekannte Schöpfer aller Dinge ist die zentrifugale Energie des Lebens generell. Alles wurde geschaffen durch diesen Prozeß SEINES WORTES der geistigen Klangessenz, widerhallend durch den endlosen Raum. "Gott sprach". Das Obere trägt das Untere. Alles Leben unterhalb dieses hohen spirituellen Reiches wird aufrecht erhalten und durchflutet von dieser zentralen Energie. Sie ist der Fundus aller lebenden, sich bewegenden und atmenden We-*

*sen. Dieser Strahl geistiger Energie ist das wahre Leben unserer Sonne, die in ihrem Umlauf Wärme-, Expansion- und Wachstumsenergie zu allen Kreaturen und Dingen auf Erden ausstrahlt. Die zentrale unbekannte Energie von oben ist die Lebensenergie und das Bewußtsein im Menschen, in Tieren und aller Vegetation. Im Menschen sind es die "Chakren" oder Zentren in ätherischer Substanz, auf der cerebrospinalen Achse (Rückgrat -Schädel), als Angelpunkt aller körperlichen Funktion. Die Lebensenergie fließt von innen über jede Station und jedes Energiezentrum und ist Grundlage für bewußte und unbewußte Funktionen im Menschen und im Kosmos. Sie versorgt das große und das kleine Universum...*

(Randolph Stone: Polaritätstherapie, München 1989)

*Den indischen Philosophen zufolge besteht das Weltall aus zwei Stoffen, deren einen sie akasa nennen. Es ist dies die allgegenwärtige, alles durchdringende Substanz. Alles Gestaltete, alles, was aus einer Verbindung hervorgeht, hat sich aus diesem akasa entwickelt. Es ist der akasa, der zur Sonne, zur Erde, zum Mond, zu den Sternen und Kometen wird; es ist der akasa, der zum menschlichen und zum tierischen Körper, zur Pflanze und zu jeder Form, die wir sehen, wird; zu allem, was sinnlich wahrnehmbar ist, zu allem, was existiert. Er selber ist nicht wahrnehmbar, er ist so subtil, daß er sich jeder gewöhnlichen Wahrnehmung entzieht. Man kann ihn erst sehen, wenn er sich verdichtet hat und Gestalt geworden ist. Am Beginn der Schöpfung gibt es nur diesen akasa. Am Ende des Zyklus löst sich das Feste, Flüssige, Gasförmige wieder in den akasa auf, und auch die nächste Schöpfung geht wieder aus diesem akasa hervor.*

*Durch welche Kraft wird aus dem akasa dieses Weltall gebildet? Durch die Kraft des prana. Genauso wie akasa*

*der unendliche, allgegenwärtige Stoff dieses Weltalls ist, ist
prana die unendliche, allgegenwärtig sich manifestieren-
de Kraft. Am Anfang und am Ende eines jeden Zyklus
wird alles zum akasa, und alle Kräfte des Weltalls lösen
sich wieder in prana auf. Im nächsten Zyklus entwickelt
sich aus diesem prana alles das, was wir Energie, was wir
Kraft nennen. Es ist der prana, der sich als Bewegung, als
Schwerkraft, als Magnetismus kundtut. Es ist der prana,
der sich in den Verrichtungen des Körpers, den Nerven-
bahnen und als Denkkraft offenbart. Vom Gedanken
abwärts bis zur untergeordnetesten Kraft ist alles einzig
und allein die Manifestation des prana...* (Vivekananda:
Raja-Yoga, Freiburg 1981)

*The etheric dimension of force or manifest light perva-
des and surrounds our universe and every physical body.
It is the field of energy, magnetism, and space in which the
lower or grosser elements function. Thus, your "etheric
body" is the specific concentration of force associated with
and surrounding-permeating your physical body. It serves
as a conduit for the forces of universal light and energy to
the physical body.*

*In practical terms of daily experience, the etheric aspect
of the being is our emotional-sexual, feeling nature. The
etheric body functions through and corresponds to the
nervous system. Functioning as a medium between the
conscious mind and the physical being, it controls the
distribution and use of energy and emotion. It is the
dimension of vitality or lifeforce. We feel the etheric
dimension of life not only as vital energy and power and
magnetic-gravitational forces, but also as the endless play
of emotional polarization, positive and negative, to others,
objects, the world itself, everything that arises.*

(Da Free John: Look at the Sunlight on the Water, San
Rafael 1983)

7) Diese energetische Feldkommunikation ist das Geheimnis jeder Art von Intuition und damit auch die Grundlage der intuitiven Körperarbeit.

8) Persönliche Mitteilung von Al Bauman

9) Wilhelm Reich: Christusmord, Frankfurt/M., Berlin, Wien 1983

10) Wilhelm Reich: Äther, Gott und Teufel, Frankfurt/M. 1983

11) ebd.

12) Die Unterscheidung human/subhuman ist den Schriften Da Free Johns entliehen, z.B.: The Dawn Horse Testament, Clearlake 1987

13) Wilhelm Reich: Charakteranalyse

14) Persönliche Mitteilung

# Panzerung

LOIL: Der Begriff "Panzerung" in der Körperarbeit hat nicht zufällig auch diese militärische Konnotation: Reich hat dieses Wort sehr bewußt gewählt. Er hätte auch "Verfestigung" sagen können, "chronische Muskelspannung" oder was immer. Er hat sich für "Panzerung" entschieden, weil ihm klar war wie sonst keinem, daß Panzerung Krieg im Körper bedeutet, mit allen verheerenden, verwüstenden Konsequenzen. In seinem Krebsbuch beschreibt er anschaulich, wie Krebs aus der Panzerung entsteht. Es spricht für sich, daß Reichs Arbeiten zur Krebsentstehung, -behandlung und -prophylaxe bis heute kaum jemanden interessieren, schon gar nicht die etablierte Forschung. Es lohnt sich, dieses Buch zu lesen, Orgon II, nicht unbedingt wegen der Krebsthematik, sondern wegen der interessanten Überlegungen, wie Leben funktioniert.

Panzerung kann viele Formen annehmen. Wir denken natürlich zunächst an das System der chronischen Muskelkontraktionen, der Verdickungen des Bindegewebes und last not least an den sogenannten Charakterpanzer, die rigide psychische Struktur.

Bekanntlich hat der Panzer ja eine doppelte Schutzfunktion, gegen außen und innen. Es soll nichts unkontrolliert rein und nichts unkontrolliert raus. Diesen Zweck erfüllen natürlich auch abgeleitete Formen von Panzerung: Sonnenbrillen, Kleidung, Bärte. akademische oder Verwaltungstitel machen sich gut im Dienst der Panzerung: Prof. Dr. Dr., Leitender Ministerialdirigent, Diplom-

45

Psychologe. (Lachen...) Autos, Zigaretten, Weltanschauungen, letztlich kann alles zur Panzerung benutzt werden. Alkohol darf nicht fehlen in dieser Aufzählung; viele Alkoholiker haben sehr wenig Körperpanzerung. Ein tiefer Atemzug, und alles kommt in Bewegung. Der Alkohol wird dann zum Panzer.

Unter Panzerung verstehe ich also alles chronisch Starre, Rigide, Fixierte, das den Fluß und den Ausdruck des Lebendigen in uns verhindert. Vor allem wird verhindert, daß eine tiefe, lebendige, kontaktvolle Begegnung vom Kern her stattfinden kann. Eine solche Begegnung, energetisch gesprochen: Überlagerung, Durchdringung, ist aus sich selbst heraus befriedigend, ihr kennt alle diese Erfahrung. Statt dessen begünstigt die Panzerung alle Arten von Ersatz- oder Scheinkontakten, mit immer glitzernderer Verpackung, immer faderem Nachgeschmack... Nichts bleibt "real" daran.

Das ist es, wonach sich alle am meisten sehnen: wirkliche, nährende, kontaktvolle Beziehungen mit anderen Menschen, Begegnungen, wo nichts dazwischen ist, bei denen man sich und den anderen *fühlen* kann, sich mit dem anderen eins fühlen kann. Es geht um die Herstellung dieser kontaktvollen Verbindung, die die Grenzen der eigenen einsamen Existenz für Augenblicke oder länger transzendiert.

Andersrum ist es genau dies, was die meisten fürchten, diese Qualität der Begegnung, wenn die Knie weich werden, das Herz höher schlägt, alles zu vibrieren, pulsieren, strömen beginnt, das Verschmelzen einsetzt.

Die schlimmste Situation für viele Klienten ist: allein mit dem Therapeuten in einem Raum zu sein und nicht zu wissen, was man tun oder sagen soll. Kein Thema ist da, kein Problem, keine Übung, nothing. Just you and me in the garden. Nichts, woran man sich festhalten kann, keine

Tagesordnung, keine Erwartung. Das macht die meisten Leute nervös und läßt die neurotischen Muster, oder anders gesagt, die Art der Panzerung deutlich werden.

Viele Therapeuten fürchten diese Situation auch; sie fangen dann beizeiten an, für Panzerung zu sorgen, z.B. indem sie alles strukturieren. In der Tat kann das ganze therapeutische Setting leicht zum Instrument der Panzerung und Kontaktvermeidung werden, da muß man aufpassen. Gerade in unserer Arbeit ist die Gefahr einer mechanischen Ritualisierung gegeben. Viele Leute, Klienten wie Therapeuten, denken, die "eigentliche" Arbeit findet auf der Matte statt und vernachlässigen den Rest. Das ist natürlich Unsinn. Die Mattenarbeit muß Sitzung für Sitzung - organisch aus dem Gesamtkontakt erwachsen. Und es gibt Sitzungen, da wird eben nicht auf der Matte gearbeitet, weil etwas anderes wichtiger ist.

Andere Leute haben es besonders eilig, auf die Matte zu kommen. Die ziehen sich noch in der Tür aus, springen auf die Matte und warten voller Tatendrang auf Anweisungen. Dabei kann natürlich nichts herauskommen, höchstens so eine Art Vermeidungsgymnastik. Für solche Leute ist es oft die größere Herausforderung, einem eine Stunde lang im Gespräch gegenüber zu sitzen. Dies gilt vor allem für Leute am Beginn ihres Prozesses. Leute im fortgeschrittenen Stadium der Körpertherapie wollen meistens auch schnell auf die Matte. Das fühlt sich dann aber anders an, stimmiger. Es ist keine Vermeidung.

**FRAGE:** Woher kommt eigentlich diese immense Angst vor Intimität?

**LOIL:** Es ist Todesangst in letzter Konsequenz. Jede wirkliche Begegnung ist ein Austausch, eine Vermischung der Körperenergien und führt zu einer partiellen und zeitweisen Auflösung der Grenzen des eigenen Energiefeldes. Es fühlt sich an wie "Identitätsverlust", man weiß nicht mehr, wer man ist. Je intensiver und intimer die Begegnung, desto stärker ist das Auflösungsgefühl. Man kann nicht so eine Begegnung haben und gleichzeitig in den sicheren gewohnten Grenzen des eigenen Ichs bleiben. Das ist wie den Kuchen essen und gleichzeitig behalten wollen. Diese Auflösung bewirkt die Angst; je intensiver die Begegnung, desto größer die Angst. Ihr könnt das anhand einer einfachen Übung nachvollziehen. Ihr kennt das, wenn man die Handflächen aufeinander zu bewegt: es kommt ein Punkt, wo die Energiefelder der Hände sich berühren. Es ist, als ob die Hände zu tanzen anfangen, spontane Bewegungen ausführen. Das Gleiche kann man mit dem ganzen Körper machen. Nehmt dazu jemanden, den ihr gern habt und noch näher kennenlernen möchtet. Stellt euch voreinander hin und findet den Punkt, den Abstand, wo eure Felder beginnen, sich zu überlagern. Ihr müßt dabei natürlich Blickkontakt halten und atmen. Und immer gucken, atmen, geschehen lassen, ohne zu grinsen natürlich oder sonstige Vermeidungen. Überlaßt euch dem Geschehen und erlaubt euch, mitzugehen. Nach ein paar Minuten kommt das erste Aufweichen, die meisten erleben so eine Art Flüchten- oder Standhalten-Konflikt; dann kommt langsam der ganze Mist hoch: all die Paranoia, all die Verletzungen, Heulen und Zähneknirschen. Wenn ihr länger als eine halbe Stunde drin bleibt, merkt ihr die Verwandlung, ihr seid nicht mehr so wie zu Anfang. Falls ihr es schafft, eine Stunde oder länger drin zu bleiben, wird eine tiefe Meditation über eure Beziehung daraus. Es ist eine der effektivsten Methoden, die ich kenne, um die Panzerung im Augen- und Brustbereich zu lösen. Es funktioniert aber nicht als Technik. Es muß vorher eine beziehungsmäßige Basis da sein.

**FRAGE:** Ich habe manchmal Schwierigkeiten, zu erkennen, welches Verhalten bei einer Person aus der natürlichen Pulsation, aus dem Strömen stammt und welches Verhalten aus der Panzerung kommt. Manche Leute sind auf den ersten Blick so locker und natürlich, und erst nach einer ganzen Weile beschleicht mich dann so ein Gefühl, daß irgendwas nicht stimmt. Aber ich kann es dann oft an nichts festmachen. Gibt es da nicht so eine Art diagnostische Faustregel?

**LOIL:** Ja, und die lautet: Trau deinem Gefühl !

**FRAGE:** Aber ich kann mich doch gewaltig irren!

**LOIL:** Das ist doch genau der Punkt. Diese Überlegung, ich könnte mich doch irren, ich muß doch mehr Informationen sammeln, ich darf nicht so schnell jemanden beurteilen und so weiter und so weiter. All das klingt vernünftig und sozial, kommt aber aus der Panzerung. Hingegen dies erste spontane Gefühl, von dem du eben geredet hast: Irgendwas stimmt hier nicht, dies Gefühl kommt aus dem Strömen und ist die erste diagnostische Leitlinie.

Natürlich kann man sich irren. Und manche Leute irren sich den ganzen lieben Tag lang und projizieren ihre Dinger auf die Welt. Das hängt davon ab, wie neurotisch oder gepanzert jemand ist. Und ihr seid nicht so neurotisch. Niemand hier. Sonst wäret ihr nicht in dieser Ausbildungsgruppe. Diese Gruppe ist sorgfältig ausgewählt worden. Und ihr habt bereits zwei Jahre Training hinter euch. Zwei Jahre intensiver Schulung der Körperbewußtheit. Traut euren Gefühlen! Noch radikaler! Laßt euch bewegen von den Eindrücken, die ihr erhaltet. Reich beschreibt das sehr schön in der *Charakteranalyse*. Wenn ein Klient reinkommt, drückt er sich mit seiner gesamten Persönlichkeit, bewußt und unbewußt, aus. Und dieser Gesamtausdruck vermittelt sich dem Gegenüber unmittelbar und sofort und sehr konkret als energetischer *Eindruck*. Ausdruck, Eindruck, das ist hier sehr wörtlich zu nehmen. Alle Informationen werden im ersten Moment gegeben und sind ablesbar oder besser gesagt: spürbar, wenn man offen genug dafür ist. Jemand kommt rein, und ihr habt die ganze Lebensgeschichte vor euch, das ganze Drama. Letzte Woche habe ich jemanden neu angenommen. Er kam rein und erzählte irgendwas auswendig Gelerntes, so einen vorbereiteten Vortrag, um die Prüfung zu bestehen oder so. Ich habe gleich abgeschaltet. Aber meine ganze Anteilnahme war bei dem gequälten, bedrohten, gehaßten Baby, das da vor mir saß. Er redete und redete, wie ein vernünftiger Erwachsener, und ich sah und fühlte nur diese Panik, diesen Terror, diese Angst in seinen Augen, in seinem ganzen Körper. Und ich dachte an meinen Sohn Jim, der gerade vier Monate alt ist, wie verletzlich und unschuldig und liebevoll er ist. Und der Mann redete und redete und plötzlich brach es aus mir heraus, ich fing an, bitterlich zu weinen, er staunte nicht schlecht, und ich sagte ihm genau das, was in mir vorging. Er hörte auf zu reden, starrte mich ungläubig an, und es kam ein Schluchzen aus seiner Brust, wie ich es lange nicht mehr gehört habe. Den Rest der Stunde blieben wir einfach so sitzen, guckten uns manchmal an, redeten kaum. Der Raum war voll von unserer Begegnung. Am Ende umarmte er mich herzlich, wortlos. Ich bin sicher, er kommt bald wieder. Dann kann die Arbeit anfangen...Uuh. Ja. Denkt nicht, ich fange immer so an. Das war eine ganz spontane Angelegenheit. Man kann keine Technik daraus machen.

Um auf die Frage zurückzukommen: Das Erkennen der Panzerung des Klienten in ihrem ganzen Ausmaß hängt natürlich zunächst davon ab, wie weit der Therapeut entpanzert ist. Allgemein gilt, daß der Therapeut wesentlich entpanzerter als der Klient sein muß, sonst geht die Arbeit nicht. Es leuchtet ein, daß ein Therapeut mit, sagen wir, einer starken Augenblockierung keine körperorientierte Therapie mit jemandem machen kann, der schizoid gestört ist. In vielen Psychotherapieformen, z.B. der Verhaltenstherapie und der Gestalttherapie, gilt als Voraussetzung einer effektiven Arbeit, daß der Therapeut über die größere Verhaltensvariabilität verfügt, also in jeder Situation mehr "choices" als der Klient hat, und somit dem Klienten immer eine Antithese anbieten kann. Das macht auf den ersten Blick Sinn, greift aber zu kurz, denn z.b. in der ersten Zeit der Gestalttherapie - und wahrscheinlich heute noch - konnten viele psychopathische Leute ihr Unwesen als Therapeuten oder Trainer treiben, weil sie nicht mit dem einschränkenden, behindernden Regelwerk des Normal-Neurotikers ausgestattet sind und die Leute mit ihrer scheinbaren Angst- und Schamfreiheit beeindruckten. Viel Mist ist damals passiert, und viele Leute haben - wenn überhaupt - erst sehr spät gemerkt, daß sie, statt Therapie oder Ausbildung zu bekommen, nur Statisten waren in dem psychopathischen Powerplay zwischen Verführung und Einschüchterung. Ich rede aus eigener Erfahrung. Mein erster Therapeut war so ein Typ. Ich habe ein paar Jahre gebraucht, um zu merken, wie kaputt der war und wie schädlich. Paradoxerweise habe ich in dieser Zeit einen wichtigen Schritt gemacht: nämlich keiner falschen Autorität mehr zu erlauben, sich auf meine Kosten breit zu machen. Ich wittere solche Leute heute drei Meilen gegen den Wind und gebe ihnen keinen Millimeter mehr.

Die Forderung an die Therapeuten in der Körperarbeit ist also nicht größere Verhaltensvariabilität, sondern biologisch fundierter: tiefere Entpanzerung. Daraus resultiert eine natürliche statt nur eine konzeptionelle Verhaltensvariabilität. Genauer gesagt: der Therapeut muß in der Lage sein, überwiegend aus dem Strömen, statt aus der Panzerung zu leben. Dann ist das Erkennen der Panzerung im Gegenüber eine sehr einfache, intuitive Angelegenheit.

Alles, was dem biologischen Kern entstammt, wird dann intuitiv als anmutig, ästhetisch, stimmig empfunden. Ebenso werden Handlungen, die aus der Panzerung entstehen, intuitiv als eckig, steif, mechanisch oder aber als zu glatt, aufpoliert, "gemacht" empfunden, irgendwas ist schräge daran, stimmt nicht.

Zum Üben kann man jedes beliebige Fernsehprogramm anschalten: Politiker, Journalisten, Entertainer und andere öffentlich auftretende Figuren sind in der Regel schwer gepanzert. Jeden Abend in der Tagesschau kann man die Parade der steifen Oberlippen abnehmen, der ewig hochgezogenen Augenbrauen, der eingerasteten Kiefer, der zusammengekniffenen, paranoiden Augen...(Loil nennt und imitiert ein paar prominente Beispiele)....So geben sie Interviews, so sind sie im Bett und so regieren sie uns auch. Es gibt kaum etwas Langweiligeres als schwer gepanzerte Menschen, die ihre Störung vor sich selbst verleugnen und mit Arbeit und Macht zu kompensieren versuchen. Sie können sehr gefährlich werden, wenn sie in unkontrollierbare Machtpositionen gelangen, deshalb tut man wirklich gut daran, Politiker jeder Färbung gründlich zu kontrollieren. Politiker müssen massiv gepanzert sein, um diesen Job machen zu können. Selbst so beliebten Leuten wie (Loil nennt zwei prominente Politiker) sieht man ihre Störung von weitem an. Im persönlichen Umgang sind sie meistens langweilig, da der Panzer nur die ständige Wiederholung der immer gleichen Handlungsmuster erlaubt und keinen Raum läßt für ein situationsbezogenes, kontaktvolles Miteinander.

Wer keinen Fernseher hat, dem tut's auch ein Spiegel. Hochmut ist durchaus unangebracht, denn wir sind alle mehr oder weniger gepanzert und leiden unter den damit verbundenen Beschränkungen und Fixierungen. Wir tun gut daran, uns zu vergegenwärtigen, daß die Herausbildung des Panzers in jedem Einzelfall ursprünglich eine kreative Lösung in einer schwierigen Situation war. Das Neugeborene sieht sich früher oder später damit konfrontiert, daß seinen vitalen, expansiven Lebensäußerungen mächtige Beschränkungen entgegengesetzt werden - hauptsächlich von seiten der Erziehungspersonen und häufig in feindseliger und bedrohlicher Form. Es ist selten, daß Eltern wirklich bösartig sind. Die meisten haben tatsächlich die besten Absichten und richten dennoch Schaden an, weil sie nicht anders können, als ihre eigene Panzerung weiterzugeben.

Babies sind eine unglaubliche Herausforderung. Sie wollen alles, sofort, ohne Aufschub. Wenn nicht, schlagen sie Krach. Sie kennen keine Konventionen, sind nicht "vernünftig", sind nur ein Bündel eingehüllter kosmischer Energie, direkt, spontan, radikal. Das ist für die meisten Eltern wirklich "too much". Selbst wenn die Eltern liebevoll und unneurotisch sind, einen langen Atem haben und so weiter, selbst in diesem Idealfall gibt es immer noch eine Menge teils sehr subtiler kultureller Faktoren, die sich panzerbildend auswirken. Windeln zum Beispiel erzeugen ein hohes Maß an genitaler Frustration. Das Kind kann sich am Genitale und am After nicht berühren und wird dort auch deutlich weniger angefaßt als am übrigen Körper. Das führt zu chronischen Muskelkontraktionen im ganzen Körper, vor allem an den für den Energiefluß "strategisch" wichtigen Stellen Adduktoren, Zwerchfell, Schultern.

**FRAGE:** Wieso an diesen Stellen?

**LOIL:** Mach ein Experiment. Für den Rest des Workshops, das sind noch knapp drei Tage, stell dir vor, du hast eine Windel an und kannst dich nicht direkt im Genital-After- und im gesamten Unterleibsbereich anfassen. Am Ende erzähl uns, wie es dir geht. Ich glaube, das beantwor-

53

tet deine Frage besser als ein theoretischer Exkurs. Einverstanden?

**ANTWORT:** Äh...Mal sehn. (Lachen)

**LOIL:** Windeln sind nur ein Beispiel. Das Beste, was mir einfällt, ist, das Baby so oft wie möglich ohne Windeln rumlaufen zu lassen und es häufig zu massieren, besonders die Schultern und die Beine.

**FRAGE:** Was gibt es noch für Beispiele?

**LOIL:** Vieles, was aus unserer ganzen westlichen Lebensart entspringt. Zum Beispiel hat kaum eine Mutter oder ein Vater die Zeit oder nimmt sich die Zeit, mit seinem Baby längeren direkten Körperkontakt zu haben, also nackt, Brust an Brust, herumzulaufen oder im Bett zu schmusen. Das bewirkt, daß die Energie zu wenig an die Körperperipherie fließt, das Kind kein starkes Feld aufbauen kann, keine Ausstrahlung entwickelt und so weiter.

Das Baby sieht sich also massiven Einschränkungen seiner Emotionen, seiner natürlichen Herausbewegung gegenüber und steht vor der kaum zu lösenden Aufgabe, so scheint es, mit diesen schwierigen Lebensumständen irgendwie fertig werden zu müssen. Die Lösung dieses Problems besteht in der Entwicklung der Panzerung, sowohl psychisch als "Charakterpanzer" als auch körperlich als System der Selbstkontraktion. Die Panzerung ermöglicht es dem Kind, die gestaute Energie aufzuzehren, die Angst zu binden, sich zu schützen und weiterhin - wenn auch in beschränkter und kompromißvoller Weise - in die Welt ausgreifen zu können.

Unser Job ist es nun, die Panzerung zu lösen. Dabei geht es zunächst um die Arbeit am Muskelpanzer, und wir folgen dabei im Prinzip der bekannten segmentären Anordnung der Panzerung, die Reich entdeckt hat. In unserer konkreten Arbeit am Körper haben wir zwei Rahmenbedingungen für eine möglichst effektive Arbeit: die eine ist die Position, die unsere Klienten in der Regel zu Anfang einer Sitzung einnehmen; die andere ist, daß sie sich vorher auszuziehen.

Die Standardposition, die wir unsere Leute meistens einnehmen lassen - Rückenlage mit hochgestellten Knien, Füße flach auf dem Boden - hat einige entscheidende Vorteile. Man kann in jeder Lage effektiv arbeiten, im Sitzen, Stehen, Gehen, Liegen, was immer. Und wir tun das auch. Aber diese Grundposition läßt auf Anhieb gut erkennen, wo der Körper pulsiert, strömt und wo er gepanzert ist. Im Idealfall, also bei einer wenig gepanzerten Person, kann man folgendes beobachten: Einatmung und Ausatmung bilden ein rhythmisches, stetiges Pulsieren. Jede Einatmung bewirkt eine leichte Kontraktion, Sammlung, Konzentration der Körperenergien; jede Ausatmung bewirkt ein Expandieren, Loslassen. Am Punkt der größten Ausdehnung geht der Prozeß wieder in eine Sammlung über, am Punkt der größten Konzentration geht er über in die Phase der Expansion und immer so weiter. Es ist, als ob man am Strand sitzt und die Meeresbrandung erlebt. Als kleiner Junge habe ich oft wach neben meiner schlafenden Mutter gelegen. Ihr Atem erinnerte mich immer ans Meer, genaugenommen die Nordsee bei Scheveningen. Ich schloß die Augen und träumte mich in die vergangenen oder bevorstehenden Sommerferien hinein - wir sind jahrelang dorthin gefahren.

Es ist absolut wichtig, ein Gefühl, eine Bewußtheit für diesen Grundrhythmus, dieses Pulsieren zu bekommen, bevor wir uns mit technischen Details beschäftigen. Das ist die Grundbewegung des Universums, dies Pulsieren, Expansion, Kontraktion. Laßt uns einen Moment schweigen und diesen Puls spüren...Er ist überall...in uns, zwischen uns, der Raum ist gefüllt damit...wir sind in diesem Puls ...wir sind dieser Puls...Könnt ihr's spüren?

Vereinfacht könnte man sagen, daß unsere ganze Arbeit darauf abzielt, uns und unsere Klienten in die Lage zu versetzen, in diesem kosmischen Rhythmus mitzuschwingen. Unser Ansatzpunkt dazu ist die Atmung. Mit der Einatmung fließt die Lebenskraft in unseren Körper, zunächst direkt zum Solar Plexus, dann hinunter in den Unterleib, die Genitalien, Beine und Füße. Dann öffnen sich die oberen Körperregionen, Brust, Hals und Kopf, bis der ganze Körper von dieser Kraft durchdrungen ist. (Lachen) Ich sagte: im Idealfall.

Beim Ausatmen - wir sind immer noch im Idealfall - wird diese Kraft wieder losgelassen, wobei sie wiederum, vom Zentrum zur Peripherie, den gesamten Körper durchströmt und über die Körpergrenzen hinaus ins Feld expandiert. Dabei sinken Brust und Bauch ein, die Schultern fallen, der Kopf fällt leicht nach hinten, das Becken kommt nach oben und vorn, Hände und Füße strecken sich. Die Bewegung, die der wenig gepanzerte Körper bei der Ausatmung macht, ist die Bewegung der Hingabe.

Liegt also jemand in der beschriebenen Grundposition und atmet in solch ungehinderter Weise, stellt sich beim Betrachter unverzüglich ein sehr rundes, zufriedenes Gefühl ein, ein aaah, ja...Es tut einfach gut, diese fließende, harmonische Atembewegung, Atemwelle zu sehen, und sie stimuliert eine ähnliche Bewegung im eigenen Körper.

Umgekehrt: ist diese fließende, natürliche Bewegung unterbrochen oder beeinträchtigt, eben durch die Panzerung, so wird dies vom Betrachter unverzüglich als Störung empfunden. Wiederum ist in der Grundposition sehr genau zu erkennen, wo die Atmungswelle, der Fluß der Lebensenergie unterbrochen ist, wo es hakt, wo der Körper gepanzert ist, welche Muskelgruppen sich der natürlichen Bewegung widersetzen, welche gegenläufigen Bewegungen aus der Panzerung entstehen. Hier genau setzt unsere Arbeit an. Es kommt mir oft vor wie Bildhauerei: Langsam aber stetig wird aus dem groben Klotz die gute, ästhetische Form, die "gute Gestalt" herausgearbeitet. Mit den Einzelheiten der segmentären Panzerung werden wir uns künftig noch sehr genau - Segment für Segment - beschäftigen.

Noch ein paar Sätze zur Grundposition: sie fördert, wie gesagt, die Haltung der Hingabe. Nach meiner Meinung war es eine der genialsten Entdeckungen Reichs, daß nach der Überwindung der neurotischen Charakterhaltung mit all ihren Scheinproblemen und Stellvertreterkriegen nur noch Hingabe bleibt. Hingabe als wesentliches Merkmal des sogenannten genitalen Charakters, Hingabe an die eigenen Strömungsempfindungen, an einen Partner, an die Welt, an Gott, was immer. Wenn alle Kämpfe gekämpft, alle Schlachten geschlagen sind, bleibt nur noch Hingabe als hauptsächliche Art, in der Welt zu sein. Hingabe ist der Weg und das Mittel und die stärkste Waffe des Kriegers im Kampf um menschliche Höherentwicklung im Sinne wirklicher Spiritualität. Alle großen spirituellen Traditionen und Lehren der Menschheit bestätigen dies, und Reich hat es geahnt, hat sich auf seinem Weg dort hingearbeitet. Die Grundposition, der körperliche Ausdruck der Hingabe, ist in unserer Arbeit von Anfang an so etwas wie eine Antithese zur Panzerung. Wenn gepanzerte Leute sich in diese Lage begeben, empfinden sie natürlich lange Zeit keine Hingabe. Im Gegenteil: ihr ganzer Widerstand gegen dieses Gefühl wird mobilisiert. Typischerweise fühlen sie sich ausgeliefert, hilflos, bedroht. Sie müssen auf der Hut sein, der Therapeut könnte irgend etwas mit ihnen anstellen, sie werden ärgerlich, trotzig, mißtrauisch und so weiter. Die Grundposition läßt also die reaktiven Muster sehr deutlich werden und "erinnert" den Körper gleichzeitig beharrlich an die Wiederherstellung der Fähigkeit zur Hingabe.

**FRAGE:** Das klingt mir zu sehr nach therapeutischer Zielvorgabe. Manche Leute müssen doch was ganz anderes entwickeln als Hingabe. Abgrenzungsfähigkeit zum Beispiel oder Durchsetzungsvermögen oder Kämpfen. Und es sollte ihnen doch selbst überlassen bleiben, was sie in der Therapie erreichen wollen.

**LOIL:** Hingabe ist keine therapeutische Zielvorgabe. Es ist ein natürliches Resultat, das am Ende des gesamten Prozesses steht, so wie Aufwachen am Ende des Schlafes steht. Natürlich müssen Leute in ihrer Therapie - je nach ihrem Charakter - sehr verschiedene Dinge lernen, wenn sie wachsen wollen. Viele müssen lernen sich abzugrenzen, wie du sagst, zu kämpfen, sich durchzusetzen. Viele müssen lernen, ihre Sinne zu gebrauchen, zu hören, sehen, fühlen. Viele haben keine Disziplin, viele wissen nicht, wie man atmet. Es gibt viele "Zielvorgaben", wenn du so willst. Nebenbei bemerkt, unsere Arbeit funktioniert meistens nicht so, daß der Klient oder Klient und Therapeut ein Ziel vereinbaren und dann darauf hinarbeiten. Das geht meistens schief. Weil Leben so nicht funktioniert. Die wirklichen Ziele tauchen in unserer Arbeit als Themen oder Figuren aus dem Hintergrund auf und werden nicht vorher bestimmt. Genauso ist es mit der Hingabe. Sie taucht erst dann als Thema in der Arbeit auf, wenn ein großer Teil der Panzerung gelöst ist, wenn also viele "Ziele" bereits "abgehakt" sind. Hingabe ist kein strategisches Ziel, sondern ein natürliches Ergebnis, das nicht planbar ist, aber mit Sicherheit eintritt, wenn der Panzer schmilzt. Man ist dann einfach bereit und in der Lage, sich vom Leben bewegen zu lassen, und verspürt kaum noch Neigung, Theorien und Ideologisches gegen den Strom der Wirklichkeit zu setzen.

Wo reden wir uns hin heute morgen? Ich wollte eigentlich über was ganz anderes mit euch sprechen. (Lachen).

Irgendwas ist noch offen...Richtig! Die Grundposition ist eine Konstante, eine Rahmenbedingung in unserer Arbeit. Die zweite ist, daß unsere Klienten sich meistens ausziehen.

Das hat zunächst ganz praktische Gründe. Die Dynamik von Panzerung und Entpanzerung ist - mit ein bißchen Übung - direkt am Körper ablesbar, sichtbar. Das betrifft Muskeltonus, Hautfärbung, subtile Bewegungen, Energieverläufe, Bewegungen der Aura und manches mehr. Der wichtigste Grund ist jedoch die Arbeit mit der Scham, oder besser gesagt mit der introjizierten Beschämung. Beschämung ist in unserer Gesellschaft mit das wirksamste, subtilste und gemeinste Einschüchterungs- und Disziplinierungsmittel; und es scheint in Deutschland besonders ausgeprägt zu sein. Wir sind alle nicht frei davon. Wir halten uns alle bedeckt, da, wo wir denken, daß wir falsch sind oder irgendwie schlechter als andere. Die Natur kennt kein falsch - richtig. Al Bauman sagt immer: "There is no wrong frog". Beschämung ist meistens eng mit dem eigenen Körper verbunden. Jeder ist irgendwo zu dick, zu dünn, zu schlaff, zu straff, zu wenig männlich, zu wenig weiblich, zu sonst was. Richtig? Scham ist unser Feind. Panzerung, die aus der Scham entsteht, ist am schwersten aufzulösen und schneidet uns am nachhaltigsten von unserer Lebendigkeit und unseren Möglichkeiten ab. Wenn die grundlegende Beschämung nicht bearbeitet wird, bleibt die Therapie meist wirkungslos oder oberflächlich. Und es braucht viel Vorarbeit, bis jemand in der Lage ist, diese feste, gummiartige Schamschicht zu durchstoßen. Andererseits wiederum ist es immer wieder beglückend und begeisternd, mitzuerleben, wenn Leute soweit sind, wenn sie es schaffen, die neurotische Scham mitsamt den Beschämern zum Teufel zu schicken.

Nacktheit und das sich nackt Bewegen ist von Anfang

an - für die einen mehr, für die anderen weniger - eine Konfrontation mit der eigenen Scham, und das führt oft auf direktem Wege zum Kern der Störung. Viele Umwege erspart man sich. Viele Vermeidungsmanöver sind nicht mehr möglich, wenn man so daliegt, wie man ist. Oft tritt die Kernstörung oder die Kernverletzung oder die Grundangst sehr deutlich hervor, für den Betrachter, aber auch im Bewußtsein des Klienten. Natürlich kann man Nacktheit auch zur Vermeidung benutzen, aber wenn der Therapeut einigermaßen erfahren ist, wird er das schnell unterbinden. Die Kehrseite der Medaille ist, daß es sehr befreiend und panzerlösend sein kann, wenn man seinen Körper nicht mehr verbergen kann und so gesehen wird, wie man halt ist. Das gilt für die Einzelarbeit und besonders auch für die Arbeit in Ausbildungsgruppen. Die starke Verbindung, Vertrautheit und Intimität, die ihr miteinander habt - auch in euren Konflikten - hängt sicherlich damit zusammen, daß ihr euch und eben auch eure Körper in den letzten zwei Jahren sehr genau kennengelernt habt. Es ist praktisch unmöglich geworden daß wir uns hier gegenseitig etwas vormachen (Zustimmung). Und es ist in den zwei Jahren deutlich geworden, daß unsere Ähnlichkeiten größer sind als unsere Verschiedenheiten.

Problematisch kann es mit dem Ausziehen in Selbsterfahrungsgruppen werden. Da muß man schon sehr genau auf die Zusammensetzung achten, wenn halt sehr gestörte Leute drin sind. Man kann zum Beispiel - um mal ein Beispiel zu konstruieren - keiner schüchternen, melancholisch-schizoiden jungen Frau zumuten, sich von einem sadistischen Phalliker anstarren zu lassen. Das bringt komische vibrations in die Gruppe und schafft nur noch mehr Panzerung.

Ein anderes Thema sind die Voraussetzungen auf Therapeutenseite, wenn die Klienten sich ausziehen, aber das ist wirklich ein anderes Thema, das kriegen wir heute nicht mehr untergebracht.

So, über eine Sache will ich noch sprechen, aber vorher habt ihr vielleicht noch Fragen..., Antworten... Meinungen. Was kann man noch haben? Stimmungen...Ja, Richard.

**FRAGE:** Ich hab eine Sache, die mir schon länger auf der Seele liegt. Das betrifft den Gebrauch der Begriffe "Panzerung", "Entpanzerung" und so. Und zwar wie du sie benutzt, aber auch wie Reich sie benutzt, z.B. in *Äther, Gott und Teufel*, was ich gerade lese. Da ist mir zuviel Schwarz-Weiß-Malerei, wenn Reich gepanzertes Leben von ungepanzertem Leben absetzt. Ich glaube einfach nicht, daß es in unserer Kultur völlig entpanzerte Menschen geben kann. Das ist mir zu akademisch oder zu idealistisch. Wir können hier doch froh sein, wenn wir ein bestimmtes, meinetwegen sogar ein hohes Maß an relativer Flexibilität, also Entpanzerung, erreichen. Einem völlig entpanzerten Menschen jedenfalls bin ich hier noch nicht begegnet.

**LOIL:** Michael Smith sagt immer: "The difference is wether you've got the armour or the armour's got you". Also ob du den Panzer hast, oder der Panzer dich hat. (Lachen). Ich stimme dir im Prinzip zu. Völlige Entpanzerung ist keine therapeutische Frage mehr, sondern eine spirituelle, und das sind zwei völlig verschiedene Schuhe. Auch wenn viele heute Therapie und Spiritualität in einen Topf werfen. Das eine hat mit dem anderen nichts zu tun.

Wilhelm Reich hat unter Panzerung das System der chronischen Muskelkontraktion gemeint. Er selbst hat von sich an einer Stelle behauptet, er sei ein ungepanzerter Mensch. Das ist schwer nachzuprüfen. Auf jeden Fall berichten viele seiner Freunde und Weggefährten, daß er ein ungewöhnlich vitaler, lebendiger, einfühlsamer und auch unschuldiger und naiver Mensch war. Zumindest war er so ungepanzert, daß er ein Jahr Gefängnis nicht überlebt hat. Und man muß schon ein Mindestmaß an Panzerung haben, um im Knast überleben zu können. Das hat er nicht gehabt.

Wie auch immer. Wir haben heute - dreißig Jahre nach Reichs Tod - mehr Möglichkeiten, mehr Informationen, sein Werk und damit auch seine Vorstellungen zur Panzerung besser einschätzen zu können. Reich war ein konsequenter, mutiger und einsamer Forscher, der sich sehr weit vorgewagt hat und schließlich, völlig auf sich selbst gestellt, in Bereiche vordrang, die im Dunkeln lagen, wo er hier und da über etwas stolperte und sich seinen - oft genialen - Reim drauf machte. Und niemand, wirklich niemand, war bereit oder in der Lage, ihm dorthin zu folgen. Ein markantes Beispiel dafür ist ein bekannter Zeitgenosse Reichs, Paul Goodman, der Mitbegründer der Gestalttherapie, der große Wertschätzung für Reich hatte und in der kritischen Zeit der Verfolgung und Inhaftierung und auch noch nach Reichs Tod manche Lanze für ihn gebrochen hat. Goodman war ein hervorragender Kenner der veröffentlichten psychoanalytischen Literatur und des Reich'schen Werkes, und er war ein brillanter Therapie-Theoretiker. Und doch hat er Reich in einem wesentlichen Punkt fundamental mißverstanden. Er hat nicht begriffen, welche Bedeutung die Befreiung des biologischen Kerns, also die Entpanzerung, für das In-der-Welt-Sein der betreffenden Person hat, und setzte dann seine Gestalt-Theorie der Kontaktgrenze dagegen und konstruiert damit einen Gegensatz, der überhaupt nicht besteht, weil er die Ebenen verwechselt hat. Für die Gestalt-Therapeuten hier ist das eine ganz entscheidende und interessante Frage, das Verhältnis von Kern und Oberfläche, so wie Goodman es sieht und so, wie es sich aus Reichs Werk ablesen läßt.

Vielleicht nehmen wir uns demnächst mal die Zeit, das genauer zu betrachten. Die Goodman'sche Position ist nachzulesen in dem Buch *Natur heilt*, einer Sammlung seiner Aufsätze, das gerade erschienen ist.

Es wird deutlich, woher Goodmans Nicht-Verstehen stammt: daher, daß er sich Reich nur als Intellektueller nähern kann. Auch wenn er bei Alexander Lowen in Therapie war, seine Herangehensweise an Reich ist eine rein intellektuelle, akademische. Aber so kommt man Reich nicht näher. Man muß den Prozeß selbst erleben, den er beschreibt, den Prozeß der zunehmenden Entpanzerung. Dann erst kann man *Die Funktion des Orgasmus* oder die *Charakteranalyse* wirklich verstehen, und zwar immer wieder aufs neue und immer tiefer.

Ich hole weit aus, merke ich. Ich finde die Frage sehr wichtig, die du gestellt hast, bzw. deinen Einwand. Dazu gibt es noch eine Menge zu sagen.

Eine tatsächliche wissenschaftliche Würdigung, Bestätigung oder gar Fortentwicklung der Arbeiten Reichs ist bis heute kaum zu sehen. Reichs Werk bekommt aber in einem anderen Licht eine ganz neue Bedeutung. Nämlich wenn man sich mit den heute zugänglichen großen esoterischen und spirituellen Schriften und Lehren der Menschheit beschäftigt - die Reich in dem Maß, wie sie heute bekannt sind, nicht zugänglich waren - dann wird mit einem Schlag klar, wohin Reich unterwegs war. Die großen Lehren betonen alle, daß Befreiung, Erleuchtung, nur über den vorherigen Ego-Tod, besser gesagt: die Ego-Transzendierung möglich sei, und sie bieten alle verschiedene Wege an, dorthin zu gelangen. Und das Ego ist nichts anderes als das Gesamtsystem der Fixierungen und Identifikationen und Kontraktionen, die unsere Verbindung, unser Einssein mit dem Licht, mit Gott, wie immer man es nennen will, verhindern.

Reichs Entdeckung der Panzerung paßt hier hinein. Aus unserer täglichen Arbeit mit Leuten wissen wir, daß sich zunächst die groben Kontraktionen auflösen, dann die feineren. Immer subtilere und subtilere Blockierungen treten im Verlauf des Prozesses in den Vordergrund. Am Ende geht es um Formen von Panzerung, die kaum noch körperlich zu identifizieren sind, eher als Haltung, Einstellung, die allerdings über den Körper bearbeitbar sind. Und auch hier rücken immer subtilere Haltungen und Identifikationen nach vorne, die Energie binden und den freien Energiefluß beeinträchtigen. Schließlich ist es kein großer Schritt mehr, Reichs Beschreibung des Panzers als Muskelpanzer um das System der subtileren Kontraktionen zu erweitern, um somit auch zu einer erweiterten Definition zu kommen: das Ego ist der Panzer. Damit haben wir auch einen Berührungspunkt zwischen therapeutischem und spirituellem Prozeß: die therapeutische Auflösung der Fixierungen und Panzerungen geschieht im Kontext der Ego-Existenz. Im spirituellen Prozeß geht es um die Auflösung der Fixierung, die das Ego selbst darstellt. Die völlige Entpanzerung, um auf die Ausgangsfrage zurückzukommen, bleibt also letztlich eine spirituelle Frage: solange wir von der Ego-Position her leben, sind wir gepanzert, das Ego ist der Panzer. Zur Auflösung des Egos braucht man einen Lehrer, der das Ego vollständig transzendiert hat, einen echten spirituellen Lehrer. Das war Reich natürlich nicht, er stand fest in seinem starken Ego; und er hatte sich so weit vorgewagt, daß er völlig allein dastand. Ein solcher Lehrer hätte ihm vielleicht gut getan. Aber das sind Spekulationen. Jung hat in seinen letzten Jahren die Gelegenheit gehabt, Ramana Maharshi zu treffen, doch er hat sie nicht genutzt. Wer weiß warum. Je stärker das Ego, desto stärker natürlich auch sein Widerstreben gegen seine Auflösung.

So. Deine Bemerkung wirft also viele wichtige Fragen auf, die allgemeine Zielvorstellungen unserer Arbeit betreffen und auch, was wir eigentlich unter Gesundheit oder Störungsfreiheit verstehen. Viele Autoren und Praktiker in der Körpertherapie-Szene machen sich das etwas einfach. Die reden davon, daß die Energie frei fließen muß, die Blockaden aufgelöst werden müssen, und dann ist alles "paletti". Aber was heißt das eigentlich wirklich, "freier Energiefluß", "Auflösen der Blockaden"? Wenn man sich ein bißchen in die Frage hineinvertieft, merkt man bald, daß sie im Rahmen konventioneller Gesundheitsvorstellungen oder konventioneller Therapievorstellungen nicht zu beantworten ist. Und noch eine andere Frage: wenn die Energien wirklich frei fließen und die Blocks aufgelöst sind: was dann? Was kommt dann? Mit Sicherheit früher oder später der Tod. Wie verhalten wir uns dazu als Körpertherapeuten? Die meisten machen einen eleganten Bogen um diese Frage. Aber eins ist doch einfach nicht zu übersehen: wir arbeiten daran, den Körper zu perfektionieren, zu harmonisieren, immer mehr zu integrieren, während der Körper gleichzeitig und unbeirrbar seiner natürlichsten Tendenz folgt, und die heißt Desintegration, Auflösung, Verfall, Altern, Tod. Wozu also all die Körperarbeit? Diese Frage und die vorherigen verweisen uns fast zwangsläufig auf unsere Spiritualität. Und das ist für mich, neben all den anderen Wohltaten, die Körper-arbeit mit sich bringt, einer ihrer größten Vorteile: daß sie uns, wenn man sie konsequent betreibt, unvermeidlich in Berührung bringt mit der Notwendigkeit und der Sehnsucht nach wirklicher, menschlicher Höherentwicklung.

So. Danke. Gute Frage....Machen wir Schluß für heute morgen?

**FRAGE:** Ich hab noch was . Ich fand das eben alles

interessant und auch grundsätzlich wichtig, aber doch auch etwas abgehoben und - wie man früher gesagt hätte - wenig "praxisrelevant". Die Leute kommen doch nicht zu uns, weil sie erleuchtet werden wollen, sondern wegen ihrem Spannungskopfschmerz oder ihrem praecox oder weil sie ein bißchen relaxter durch die Gegend laufen wollen. Frage also: wenn totale Entpanzerung ein spirituelles Problem ist, was ist dann machbar mit normaler, solider Körperarbeit? Welchen Grad von Entpanzerung kann man realistischerweise anvisieren? Kannst du dazu was sagen?

**LOIL:** Es kommen ja in der Regel recht wenig Leute mit solch eng umrissener Eingangssymptomatik. Das ist schade, denn Körperarbeit ist auch als sehr effektive Kurztherapie und Symptombehandlung einsetzbar. Körperarbeit hat immer noch das Label, "advanced work" zu sein. Typischerweise kommen Leute, die schon eine Menge vorher gemacht haben und damit irgendwann nicht weitergekommen sind. Es kommen also wenig "Patienten", sondern meistens Leute, die in Richtung "human growth" und Persönlichkeitsentwicklung motiviert sind und auf einen längeren Prozeß eingestellt sind.

Zu deiner Frage: welcher Grad von Entpanzerung stellt sich im Durchschnitt im Verlauf einer erfolgreichen Arbeit ein? Schwer, das so allgemein zu sagen. Ich bin froh, wenn die Leute am Ende nicht mehr ständig im Kopf sind, sondern nur noch dann, wenn es erforderlich ist. Wenn sie den Übergang vom "conceptual mind" zum "perceptual mind" schaffen. Conceptual mind - perceptual mind: dieses Begriffspaar habe ich mir, wie so manches andere auch, aus der Lehre, dem "wisdom teaching" von Da Free John zu eigen gemacht. Conceptual mind umschreibt die analysierende, abstrahierende, interpretierende Verstandestätigkeit und schließt eben auch die verhängnisvolle

Fähigkeit ein, dem Leben nur durch den Filter von Konzepten, ohne authentische Wahrnehmung zu begegnen, also ständig "im Film" zu sein. Das ist eine unserer größten Zivilisationskrankheiten, nur wenige sind wirklich frei davon. Perceptual mind meint die Fähigkeit, atmend, fühlend, wahrnehmend in der Welt zu sein, an der Welt teilzuhaben, ferner die Fähigkeit, den conceptual mind zu benutzen, wenn man ihn braucht, ihn ansonsten aber beiseite legen zu können. Oder in Reich'schen Termini ausgedrückt: Es geht darum, einen guten Teil der Panzerung in den Kopfsegmenten zu lösen. Wenn man das geschafft hat, hat man schon sehr viel erreicht. Sehr tiefe Veränderungen sind dann unweigerlich die Folge.

So, jetzt brauch' ich eine Pause...Guter Vormittag!

# Vegetative Identifikation

**Loil:** Unsere Arbeit ist einfach. So einfach, wie man sich das am Beginn einer Ausbildung vielleicht kaum vorstellen kann. Mit zunehmender Erfahrung - vorausgesetzt sind natürlich Engagement und Leidenschaft - wird sie immer einfacher, geradliniger, direkter. Sie hält sich immer weniger mit der oft so kompliziert erscheinenden biopathischen Symptomatik auf und kommt immer rascher zum Kern. Was Außenstehenden oft wie Magie vorkommt, ist nichts weiter als das Ergebnis der Anwendung einiger einfacher energetischer Prinzipien, auf die ich gleich zu sprechen komme.

Die Arbeit ist also einfach, aber nicht so leicht zu lernen. Ich selbst habe zwei Jahre neben Michael Smith gesessen, bevor ich eine Ahnung bekam, worum es eigentlich geht. Ich sah wohl die erstaunlichen Auswirkungen seiner Arbeit, wie er mit wenigen Schritten zum Wesentlichen kam und vor allem, wie er in jeder Sitzung einen tiefgehenden release der vorhandenen Kontraktion herbeiführte. Aber *was* er eigentlich tat, war mir lange Zeit absolut rätselhaft.

Ich hatte versucht, über ein gründliches Studium von Reich und Lowen, insbesondere deren Charakterlehre, einen Zugang zu finden, ich hatte meine Anatomie- und Physiologiekenntnisse vertieft und manches mehr. Nichts half. Ich fühlte mich wie ein Fremder vor dieser Arbeit, die mich doch so faszinierte und die mir bereits so gut getan hatte. Ein auch nur halbwegs fundiertes Verständnis dieser Arbeit wollte sich einfach nicht einstellen.

Irgendwann fing der Groschen an zu fallen. Michael

arbeitete gerade mit einer Frau, die im Verlauf dieser Sitzung schon eine ganze Menge Ladung in Brust, Hals und Gesicht aufgebaut hatte und irgendwie damit festsaß. Sie quälte sich und fand keinen Ausdruck für das, was sie für alle sichtbar innerlich so sehr bewegte. Ich war nicht ganz bei der Sache, die ganze Gruppe war unruhig, ich schweifte ständig ab, ging in Tagträume. Nur Michael schien konzentriert und in guter Verbindung mit dem, was geschah. Das ging eine ganze Weile so, ich sah Michael an, ich sah die Frau an, ging in meine Tagträume, hin und her. Plötzlich blieb mein Blick an ihren Knien hängen. Es war nichts Besonderes zu sehen, aber mein Blick hing dort fest. Und auf einmal spürte ich einen sehr starken Impuls, ihre Knie zu berühren. Im selben Augenblick legte Michael beide Hände fest auf ihre Knie: sie schrie auf, zweimal, dreimal, und ihre ganze Anspannung entlud sich in einem anhaltenden tiefen Schluchzen.

Ich war mit einem Schlag voll da, unheimlich erregt und spürte sowas wie eine innere Morgendämmerung. Michael fragte, was los wäre, und ich sagte es ihm. Er lehnte sich zurück, atmete aus und sagte erleichtert: "That's what I've been trying to teach you all the time!"

Was ich jahrelang versucht hatte zu begreifen, war mir in einer Sekunde klar geworden. Es war keine intellektuelle Einsicht. Es war ein Wissen, vielleicht eine Weisheit, die tief aus meinem Körper, aus meinem ganzen Wesen hervorkam. Es war keine Hypothese, es war eine unumstößliche Wahrheit, die ich überall in mir *fühlte*. Ebenso war mir klar, daß meine bisherige Herangehensweise das größte Hindernis gewesen war. All dies Analysieren, all dies angestrengte Verstehen-Wollen, all dies Schlußfolgern, diese ganze konventionelle "wissenschaftliche" Haltung, hatte mir den Zugang zu einem tieferen Verständnis versperrt.

Die Arbeit ist also deshalb nicht so leicht zu erlernen, weil unsere ganze "kopfige" Lernsozialisation im Wege steht. Alles Analysieren, Abstrahieren, Interpretieren, Zusammenhang-Stiften ist - so wichtig und nützlich es sonst sein mag - in der Körperarbeit von untergeordneter Bedeutung. Das ist für manche hart zu akzeptieren. Viele Ärzte, Psychologen oder anderswie akademisch vorgebildete Leute, die bei mir im Training waren, hatten so ihre Schwierigkeiten. Leichter haben es zu Anfang meistens Trainees, die keine lange wissenschaftliche Sozialisation haben: Künstler, die ihre Hände viel gebrauchen, zum Beispiel, oder Hebammen; überhaupt Leute, die andere gerne anfassen, haben es am Anfang leichter. Ich bilde am liebsten Leute aus, die ein Herz haben, die gute Hände haben und die ihr Herz in die Hände bringen können, und die natürlich eine Begeisterung für diese Arbeit mitbringen.

Es ist mir egal, ob sie einen professionellen therapeutischen Hintergrund haben oder eine akademische Vorbildung. Es gibt schon genug Eierköpfe in der Branche. Die formale Qualifikation ist nicht das entscheidende Kriterium. Natürlich sind ca. zwei Drittel der Leute in meinen Ausbildungsgruppen Psychotherapeuten oder Ärzte oder ähnliches, und es sind viele gute Leute darunter. Aber ein Drittel besteht eben auch aus Leuten, die keinen professionellen Hintergrund haben und nichts mitbringen als ihren Enthusiasmus, ihre gute Energie, ihre Begabung und ihre Entschlossenheit und Bereitschaft, diese Arbeit zu lernen. Und es macht mir großen Spaß, mit solchen Leuten zu arbeiten.

Die entscheidende Fähigkeit, das, worauf es ankommt in der Körperarbeit, ist die Fähigkeit, im eigenen Körper nachzuempfinden, was im Körper des anderen vor sich geht. Ich sage es noch einmal: Es ist die Fähigkeit, im eigenen Körper nachzuempfinden, was im Körper des anderen vor sich geht.

Dies wiederum setzt voraus, daß wir uns - im wahrsten Sinne des Wortes - *beeindrucken* lassen können, daß wir wahrnehmend, fühlend, atmend teilhaben können an dem Geschehen um uns herum. Für die meisten von uns bedeutet das, daß wir völlig umlernen müssen: wir haben gelernt, die Welt auszugrenzen, uns auf uns zurückzuziehen. Das ist unsere leichteste Übung geworden.

Hier geht es darum, die Tür wieder aufzumachen, mit allen Sinnen, wahrnehmend, aufnehmend, empfangend, atmend in der Welt zu sein. Und vor allem geht es darum, dies nicht als Ideologie vor sich her zu tragen. Offenheit ist heute ja sehr gefragt. Meistens ist es nur eine schöne Idee, ein schönes Konzept, das aus der Panzerung stammt und die Sinne trübt. Wirkliche Offenheit ist keine Haltung, die man sich zulegen kann, sondern zuallererst eine sehr sinnliche, körperliche Angelegenheit.

Wenn man lernt, wieder aufzumachen, und dies geschieht im Prozeß der zunehmenden Entpanzerung, kommt man früher oder später in Kontakt mit dem ätherischen Körper, dem eigenen Energiefeld. Es wird immer deutlicher und konkret erfahrbar, spürbar, daß wir nicht nur einen festen physischen Körper haben, sondern daß wir umhüllt sind von einem subtileren Körper, einem ständig in Bewegung befindlichen, pulsierenden Energiekörper oder Energiefeld, das zu jedem Individuum dazugehört wie das Steißbein oder die Gallenblase.

Tatsächlich gibt es ja noch weitere, noch subtilere Körper, die aber in der Alltagserfahrung kaum erfahrbar sind und in unserer Arbeit keine Rolle spielen. Uns interessiert der feste Körper, der Energiekörper und das Verhältnis und die Wechselwirkung zwischen beiden.

Wenn wir also im Lauf der Arbeit immer sensibler für

unser Energiefeld werden, wird noch etwas deutlich: Wir sind nicht nur in der Lage, unser eigenes Feld zu spüren, sondern auch das der Leute, mit denen wir direkt zu tun haben. Und wir sind in der Lage - was für unsere Arbeit entscheidend ist - mit anderen *energetisch* zu kommunizieren. Energetisch kommunizieren heißt: jenseits von Sprache, Gestik, Mimik und nur durch Aussenden, Ausdehnen des Energiefeldes anderen zu übermitteln, wie es uns geht, was wir fühlen, denken und so weiter. Dies ist nun aber keine besondere Kunst oder Fähigkeit, denn wir alle - ob wir wollen oder nicht - senden unsere Befindlichkeiten permanent über unser Energiefeld in die Welt hinaus. Die Kunst besteht eher darin, Antennen zu entwickeln für diese Schwingungen, die ständig um uns herum sind.

Das ist, was Kontakt eigentlich ist, was wir in der Körperarbeit primär unter Kontakt verstehen: dieses Eingetuned-Sein, dieses wechselseitige energetische Empfangen und Senden. Michael Smith war ein Meister darin. Man kam zu ihm hin, und er fühlte genau, was los war. Manchmal sagte er mir, was ich gerade dachte. Zu Anfang war ich noch überrascht und fragte: "How do you know?" Und er, lächelnd: "Because I love you." Und es stimmt. Ein solch tiefes Einfühlungsvermögen kann sich nur entwikkeln im Zusammenhang mit einer tiefen Liebesfähigkeit und umgekehrt. Beides ist Ausdruck einer zugrundeliegenden hinreichenden Entpanzerung des Gesamtorganismus.

Wilhelm Reich schrieb an einer Stelle, daß der Naturforscher seinen Gegenstand lieben muß, daß er ungestörten, direkten energetischen Kontakt zu seinem Gegenstand haben muß, um ihn erforschen zu können. Das gleiche gilt für jede Form effektiver Therapie: Der Therapeut muß seinen Klienten lieben, in dem von Reich definierten Sinne, sonst kommt nichts dabei rum. Ich bin sicher, daß auch in den sehr methodenorientierten, sehr technischen Therapieformen die Erfolge nur zustande kommen, weil irgendwie an der Hintertür das nötige Maß an menschlicher Begegnung und Zuneigung passiert. "Intimität ist das heilende Prinzip", sagt Da Free John. Es ist niemals die Methode.

Wilhelm Reich spricht in diesem Zusammenhang von "Vegetativer Identifikation" und "Organempfindung". Er beschreibt diese Fähigkeit des Einfühlens und Nachempfindens als Bestandteil unserer biologischen Grundausstattung, als Mittel, mit dem wir unsere Verbindung zur Natur und zum Kosmos sinnlich-konkret realisieren können.

In der Körperarbeit ist diese Fähigkeit das entscheidende Werkzeug, die entscheidende Qualifikation, die notwendige Voraussetzung für gute Arbeit. Deshalb lege ich in meinen Ausbildungsgruppen größten Wert, allergrößten Wert auf die Entwicklung des Fühlens. Die Leute müssen lernen, immer sensibler für die eigenen plasmatischen Bewegungen und Strömungen und die damit verbundenen Emotionen zu werden. Sie müssen lernen, sich selbst als pulsierendes Energiefeld nicht nur zu verstehen, sondern vor allem wahrzunehmen. Sie müssen lernen, andere als Energiefeld wahrzunehmen und die energetischen Botschaften zu verstehen. Sie müssen lernen, ihren Empfindungen und Intuitionen zu trauen und sie nicht gleich abzuwerten oder zu relativieren. Sie müssen lernen, auch ihren scheinbar bizarren und ungewöhnlichen Intuitionen Raum zu geben, statt immer "reasonable" zu sein. Sie müssen lernen im Feldkontakt zu sein, oder, wie Michael Smith es ausdrückte, "in der Suppe zu sitzen". Oder wie Reich es formulieren würde: Sie müssen lernen unmittelbaren, strömenden, vegetativen Kontakt herzustellen und aufrechtzuerhalten.

Das ist das "Curriculum" für die ersten ein bis zwei Jahre. Es ist eine gründliche Schulung des Fühlens und der Intuition. Diese Schulung ist beileibe kein mechanisches Einüben, sondern eine sehr aufregende, lebendige Sache, bei der sich die Teilnehmer notwendigerweise immer wieder mit ihren Grenzen und Tabus konfrontiert sehen, bei der die Möglichkeiten und der Raum für Ersatzkontakt immer geringer werden. Die Herausbildung der vegetativen Kontaktfähigkeit geht nicht nur einher mit der Schulung des Fühlens und der Intuition, sondern auch mit der Entwicklung der Sehnsucht. Wer einmal erfahren hat, wie sich direkter, lebendiger, strömender energetischer Kontakt mit einem Menschen oder mehreren Menschen oder der natürlichen Umwelt anfühlt, der hat erfahren, was Liebe ist, und will niemals wieder zurück in die Welt des abgegrenzten, egozentrischen, narzißtischen Lebens.

Wenn eine Gruppe so weit ist, wenn diese Sensibilität zumindest ansatzweise hergestellt ist, dann - und nur dann - fangen wir an mit dem ganzen theoretischen und technischen Know-how. Charakterlehre, Aufbau der Segmente, Massage, Berührung, Druckpunkte, verbale Interventionsmöglichkeiten und so weiter.

Leider, leider findet die Ausbildung in vielen Körpertherapie-Schulen heute andersherum statt. Die fangen mit dem Einüben von Techniken an, oder sie pauken die Charaktertypologien, und das feeling soll später irgendwie, irgendwann von selbst dazukommen. Was dabei herauskommt, sind Therapeuten, die nicht in der Lage sind, energetischen Kontakt zu ihren Klienten herzustellen. Die sitzen dann daneben und denken sich aus dem Kontakt heraus: Aha, hier haben wir einen schizoiden Charakter, da müssen doch irgendwie die Augen blockiert sein, jetzt drück ich mal hier drauf, mal sehn, was passiert...(Lachen).

Aber ernsthaft, ich sehe wirklich die Gefahr, daß die Körpertherapie über kurz oder lang vereinnahmt wird von den Eierköpfen, daß am Ende nur noch ein Set von Auf- und Entladungstechniken übrig bleibt und die ganze Sache zu einem "übenden Verfahren" nach Kochbuch degeneriert.

**FRAGE:** Wo siehst du die Gefahr?

**LOIL:** Es gibt dafür viele Anhaltspunkte. Eine Sache ist, daß viele Therapeuten und auch Ausbilder sich sehr stark - und offensichtlich zunehmend mehr - an Konzepten statt an ihren Strömungsempfindungen orientieren. Es gibt in der Körpertherapie eine ungebrochene und sogar zuneh- mende Neigung, sich mit Charaktertypologien zu beschäf- tigen, diese sogar noch auszubauen und zu verfeinern. Da wird ein statisches und sehr zweifelhaftes Wissen ange- häuft, das für die konkrete therapeutische Arbeit von sehr geringem Wert ist - für Anfänger sogar eher hinderlich - und das den Nährboden abgibt für eine mechanische, technokratische und seelenlose Praxis.

Für Reich war die Beschäftigung mit Charakterstruktu- ren ein notwendiger Schritt auf dem Weg zur Erforschung grundlegender energetischer Prozesse, auf dem Weg von der analytischen zur energetischen Arbeit. Körpertherapie hat nur Zukunft, wenn sie radikal energetisch arbeitet und die Leute wieder zu ihren Sinnen bringt. Festhalten an der Charakteranalyse im Namen der Körpertherapie ist ein Rückschritt hinter Positionen, die Reich sich letztlich erar- beitet hatte.

Letzten Endes ist die exzessive Beschäftigung mit Cha- raktertypologien nur Ausdruck der eigenen Hirnpanze- rung. Es ist die gleiche Haltung des chronischen Klassifi- zierens und Fliegenbein-Auszählens, die die Vorgänge im lebendigen Körper durch die Untersuchung der Leiche erforschen will.

Ich stimme hier Malcolm Brown zu, der schon vor vielen Jahren geschrieben hat, daß ein Therapeut, der nach einem halben Jahr Arbeit mit einem Klienten immer noch an der Typologie klebt, wahrscheinlich selber blockiert ist, weil er nur seinen Konzepten folgt, statt dem tatsächlichen Geschehen.

**FRAGE:** Aber irgendwas muß doch dran sein. So nutzlos können die Charaktertypen doch nicht sein. Arbeitest du denn überhaupt nicht mehr damit?

**LOIL:** Ich habe den ganzen Kram zu früh und zu gründlich gelernt und brauchte eine ganze Weile, bis ich meine Klienten wieder ohne diese Brille sehen konnte. Ich halte tatsächlich nicht mehr so viel davon. Es ist kaum mehr als eine intellektuelle Spielerei. Früher hatte ich mich an der Charaktertheorie orientiert, wenn ich in der Arbeit steckengeblieben war. Wenn ich heute steckenbleibe, lehne ich mich zurück, atme durch und warte auf die nächste Eingebung. Das genügt meistens. In die Theorie gehen heißt aus dem Kontakt gehen.

Um auf deine Frage zurückzukommen: Es gibt noch eine andere Tendenz, die mit der Charakteranalyse zusammenhängt, die zunehmende Mechanisierung der Therapie. Jede Woche gibt es ein völlig neues, selbstverständlich "integratives" oder "integriertes" Therapie-Modell mit mehr oder weniger interessant klingendem Namen, das endlich die langersehnte Synthese von Reich, Buddha und wem noch leistet und im Anhang noch mal zusammengefaßt die Reparaturanleitung für den Bodymind in übersichtlichen Tabellen für den Hausgebrauch mitliefert. (Lachen)

Es gab mal einen blöden Schlager, der ging so: Sie müssen erst den Nippel durch die Lasche ziehen...(Lachen) So ähnlich lesen sich diese neuen integrativen Werke: Wenn es hier zwackt, müssen Sie dort drücken und gleichzeitig hier unten zupfen und hier oben pusten und natürlich immer gut atmen. (Lachen) So albern das klingt, so wahr ist, daß alle Richtungen in der Körpertherapie, die nicht auf dem Strömen und dem vegetativen Kontakt gründen, sondern auf Techniken oder ein technisches Therapieverständnis haben, im Prinzip damit beschrieben sind.

Mir drängt sich dabei immer wieder die Parallele zur Entwicklung der Gestalt-Therapie auf. Die Gestalt-Therapie war in den sechziger Jahren *die* vitale und kreative Antithese zu allem, was es sonst gab. Sie verdankte ihre Ausstrahlung und ihre Effektivität vor allem ihrem Mitbegründer Fritz Perls. Perls war kein großer Theoretiker, was ihm heute von den selbsternannten Weiterentwicklern der Gestalt-Therapie angemäkelt wird. Aber er verfügte über eine geniale Wahrnehmung und Intuition und war auf unnachahmliche, ebenso humorvolle wie radikale Art kontaktvoll. Als ich seine Bücher zum ersten Mal las - als braver Verhaltenstherapeut - war ich sofort voller Erregung und Begeisterung. Es war, als hätte mich jemand wachgerüttelt, Aufbruchstimmung. Es hatte etwas Göttliches, ohne Übertreibung, es war ein göttlicher Funke, der da übersprang.

Es gab also die Gestalt-Therapie, es gab Fritz Perls und es gab bald auch den Perlismus. Vertreter des Perlismus waren all diejenigen, die die von Perls für seine Person gefundenen, größtenteils sehr originellen und schöpferischen Techniken mechanisch kopierten und das dann als Gestalt-Therapie ausgaben. So verbreitete sich das Mißverständnis - insbesondere nach Perls' Tod - daß Gestalt-Therapie ein Set von bestimmten Techniken wie "hot seat" oder ähnlichem ist. Tatsächlich aber ist Gestalt eine bestimmte Haltung, aus der heraus jeder Therapeut, der einer sein will, seine ihm eigenen und seiner Person angemessenen Methoden entwickeln muß.

Heute, zwanzig Jahre später, hat sich der Perlismus in der real existierenden Gestalt-Therapie (Lachen) weitgehend durchgesetzt. Das gilt im besonderen für die deutsche Gestalt-Szene. Die kraftvolle, sprudelnde Bewegung der ersten Jahre, die im besten Sinne anarchistisch war, hat ihre womöglich letzte Form in der Gründung von Therapieverbänden gefunden, die sich hauptsächlich in Vereinsmeierei üben und von der Obrigkeit die Erteilung der Kassenhoffähigkeit erbetteln. Und zu Weihnachten wünschen sie ihren Mitgliedern per Postkarte ein frohes Fest. (Lachen) Ist wirklich wahr. Fritz Perls würde sich im Grabe umdrehen.

In der praktischen therapeutischen Arbeit ist es ähnlich. Es gibt sehr wenige gute Gestalt-Therapeuten und Gestalt-Trainer. Die sehr guten Leute sitzen meistens irgendwo in ihrer Oase und machen ihr Ding. Die großen Ausbildungsinstitute - Institut und Gestalt sind per definitionem ohnehin unvereinbar: Institut heißt Fixierung, Starre; Gestalt heißt Fließen - die großen Institute bilden unter dem Zwang wirtschaftlicher Fakten auf Teufel komm raus jeden Hanswurst zum Gestalt-Therapeuten aus. Das hat zwanzig Jahre nach Perls dazu geführt, daß die früher so schöpferische und inspirierende therapeutische Praxis heute im Durchschnitt zu einer Stuhlarbeit-Routine und Abgrenzungsmechanik und sonstiger mechanistischer Verballhornung dessen verkommen ist, was Gestalt einmal war oder noch sein könnte.

**FRAGE:** Du bist ja ganz schön in Fahrt. (Lachen)

**LOIL:** Stimmt. Sowas regt mich auf. (Lachen) Das gleiche passiert in der Körper-Therapie, wenn die Techniker und die Techniker-Krankenkasse (Lachen) - das Ganze übernehmen. It's up to you!

**FRAGE:** Irgendwas hast du aber laufen mit Gestalt. Diese Vehemenz...Fritz Perls würde sagen, du hast ein unerledigtes Geschäft mit der Gestalt-Therapie.

**LOIL:** Ja, da ist was dran. Ich glaube, ich habe noch nicht richtig Abschied genommen. Einerseits bin ich froh und dankbar über die langen Jahre, auch sehr harten Jahre, die ich mit Gestalt verbracht habe. Ohne Gestalt säße ich heute nicht hier. Und ich hatte das Glück, hervorragende Lehrer zu haben, Ischa Bloomberg und Roger Trenka-Dalton, denen ich viel verdanke, auch für meine heutige Arbeit.

Andererseits, und das ist es wahrscheinlich, wo ich noch festhänge mit Gestalt, andererseits will ich immer noch nicht so ganz wahrhaben, welche Begrenzungen von vornherein in der Gestalt-Therapie eingebaut sind. Daß sie so selten zur Kernschicht vordringt und so oft in der mittleren Schicht hängen bleibt. Zunächst ist es beeindruckend, wenn Leute sehr schnell von ihrer Fassade zur mittleren Schicht kommen. Das geht mit Gestalt-Therapie sehr gut. Auch daß sie dann expressiver werden mit den sekundären Emotionen der mittleren Schicht, ist in Ordnung. Aber damit hat es sich dann auch. Dabei bleiben sie hängen. Günstigstenfalls erwerben sie noch eine solide Ich-Struktur für den täglichen Kleinkrieg, und auch das ist in Ordnung. Aber dann ist meistens Schluß. Gestalt-Therapie dringt in der Regel nicht zum biologischen Kern vor, geht nicht tief genug und erschafft in den Leuten keine biologische Basis für wirkliche charakterologische Veränderungen.

In der Körperarbeit geht es in erster Linie nicht um Techniken, sondern um die Beziehung. Wir bieten eine Beziehung an, keine Methode. Wir müssen als Körpertherapeuten bereit und in der Lage sein, fundierte persönliche Beziehungen eingehen zu können zu den Menschen, mit denen wir arbeiten. Im Laufe der Arbeit kommt es meistens zu erheblichen emotionalen Eruptionen: Ein großes Ausmaß an Sehnsucht, Zuneigung, Leidenschaft aber auch

Haß, Zorn, Feindseligkeit, Trauer wird freigesetzt und kommt nach vorne. Wenn dann auf der Therapeutenseite "keiner zu Hause ist", wenn da nur eine Charaktermaske oder ein Psychotechniker sitzt, dann ist die Arbeit zu Ende. Es fühlt sich beschissen an, so tief zu gehen, und der Therapeut kann nicht mitgehen. Wir müssen uns in der Arbeit im Kontakt transparent machen. Einmal wegen der emotionalen Wucht, die nicht nur herbeitherapiert werden darf, sondern der es zu *begegnen* gilt. Zum anderen, weil wir unsere Klienten anfassen. In der direkten körperlichen Berührung kommt direkt spürbar zum Ausdruck, was man von jemandem hält, für jemanden empfindet. Der Körper lügt nicht, wie es so schön heißt. Ich habe neulich einen Artikel über einen Körpertherapie-Kongreß gelesen, in dem der Autor - Tilmann Moser - sagt, daß Körpertherapeuten es mit den "Hochofentemperaturen der frühen Affekte" zu tun haben. Das beschreibt es sehr schön.

Diese Arbeit kann man nur machen - das ist meine Überzeugung - wenn eine tiefe Zuneigung da ist für den sogenannten Klienten. Drunter geht es nicht. Der Rest ist Bewegungstherapie, Gymnastik.

**FRAGE:** Ich glaube, ich verstehe, was du meinst, wenn du sagst: Der Therapeut muß seinen Klienten lieben. Aber ich finde es schwierig, das nach außen zu vermitteln, an Leute, die sich für die Arbeit interessieren, aber wenig davon wissen. Wenn ich das z.B. an der Uni meinen Kommilitonen sage: "Der Therapeut muß den Klienten lieben", dann lachen die mich aus, oder sie fragen, ob ich Jesus gesehen hätte oder so.

**LOIL:** Wir hatten vorhin schon mal darüber gesprochen: Wenn wir in der Körperarbeit von Liebe reden, dann ist natürlich nicht die Liebe vom "Grünen Blatt" gemeint, oder "Frau im Spiegel", also nicht die kitschige, sentimentale, bedingte, enge, narzißtische Eigenliebe, die mit mystifizierter oder pornographischer oder überhaupt keiner Sexualität einhergeht (Lachen), sondern gemeint ist die natürliche Zuneigung für alles Lebende, die sich spontan herstellt, die spontan freigesetzt wird, je mehr die Herzpanzerung sich löst. Das kann man keinem erklären, der nicht erfahren hat, was Strömen ist, was energetischer Kontakt ist. Insofern: wenn deine Leute an der Uni lachen, laß sie lachen. Und tu, was du kannst, um in deinem Strömen zu bleiben. Das überzeugt mehr und ist attraktiver als Worte.

Den Klienten lieben heißt, daß der Therapeut von der Position des Strömens her kommen muß, daß er stabil in der dritten Schicht verankert sein muß und damit auch über eine funktionierende Organempfindung verfügt.

Es ist in der Körperarbeit unerläßlich, daß der Therapeut sich auf einem hohen Energielevel bewegt, er muß eine starke Pulsation haben, ein starkes, dichtes Feld, und er muß die Fähigkeit haben, zu "radiaten", diese Qualitäten ausstrahlen zu können.

Die Arbeit besteht praktisch in der beständigen Konfrontation des Klienten mit dem Strömen des Therapeuten. Der Therapeut muß dem Klienten beständig aus dem eigenen Strömen heraus begegnen. Das ist die mächtigste Waffe im Kampf gegen die Panzerung, die stärkste Konfrontation, die effektivste Intervention. Sobald einmal eine gute energetische Verbindung hergestellt ist, genügt es, wenn der Therapeut mit seinem Strömen, seinem Feld präsent ist. Alle Übungen, Techniken, Anweisungen - zumindest eine große Menge davon - dienen dann oft nur dazu, den mind des Klienten zu füttern oder abzulenken, damit die energetische Begegnung ungestört geschehen kann. Der Klient verfügt - energetisch betrachtet - über die niedrigere Ladung, das schwächere Feld, die schwächere

Pulsation. Niedere Ladung strebt zur höheren Ladung. Das ist eine einfache energetische Gesetzmäßigkeit. Folglich ist der Therapeut attraktiv für den Klienten. Der Klient fühlt sich im wörtlichen Sinne angezogen. Das heißt nicht, daß er so wird oder so werden soll wie der Therapeut. Aber er entwickelt mit der Zeit einen ähnlichen, zumindest höheren Energielevel. Es findet also im energetischen Sinne eine Bewegung zum Therapeuten hin statt. Aufgabe des Therapeuten ist es hauptsächlich, als "höhere Ladung" verfügbar zu sein und dann erst als Helfer bei der Beseitigung der Blockaden auf dem Weg.

Klienten haben da Probleme, wo sie nicht strömen, wo nichts fließt, wo Unter-oder Überladung besteht, wo der Energiefluß stagniert, kurz: wo die Pulsation gestört ist. Der Therapeut bringt mit seiner energetischen Präsenz wie auch in der konkreten Berührung seine Pulsation zu den Bereichen des Klienten, die nicht pulsieren, bis dort wieder Leben rein kommt. Es ist der Kontakt mit einem anderen lebenden, pulsierenden System, worauf es ankommt. Es ist eine Kraftübertragung, Heilung. Das ist es, was guter Kontakt ist, was Liebe ist und was auch Therapie meiner Meinung nach sein sollte: eine heilende Kraftübertragung.

**FRAGE:** Es ist ja manchmal nicht so einfach, seinen Klienten zu lieben. Manche Klienten präsentieren sich ja - besonders zu Anfang - als komplette Arschlöcher. Was dann?

**LOIL:** Es hängt davon ab, wie komplett das Arschloch ist. (Lachen) Bei 100 % ist die Prognose natürlich schlecht. (Lachen) Wie behandelt man ein komplettes Arschloch? Die Antwort ist einfach: Man behandelt ein komplettes Arschloch - wie ein komplettes Arschloch! (Lachen) Das heißt, wenn's hochkommt, schmeißt man so jemanden so bald wie möglich raus...Mir fallen gerade ein paar ein, so in der Qualitätslage "pain in the ass". (Lachen) Rausschmiß ist oft das einzige, was man für so jemanden tun kann. Ihn mit seiner Verantwortung konfrontieren und die eigenen Grenzen ziehen.

Aber solche kompletten...Charaktere sind ja selten. Meistens haben alle, die zur Tür reinkommen, irgendwas Sympathisches, Lebendiges, auch wenn es noch so rudimentär sein mag. Das ist das erste, worauf ich achte: Was lebt ? Was bewegt sich ? Was pulsiert ? Um arbeiten zu können, muß ich mindestens eine winzige Spur ursprünglicher vegetativer Lebendigkeit ausfindig machen können.

Neulich kam eine junge Frau, da schien der Charakter absolut flächendeckend zu sein. Der Körper war im Kern kontrahiert, alle Energie schien von der Oberfläche abgezogen, die Haut blaß und kalt, das Gesicht zu einer Grimasse verzerrt, wie bei jemandem, der ständig ins grelle Licht schauen muß. Im Kopf war sie voller Ideologien, voller Regeln, wie alles sein sollte, und sie grübelte ständig darüber nach, was sie gestern alles falsch gemacht hat. Wir sprachen eine halbe Stunde, ich fand keinen Zugang. Dann fragte ich, ob sie Kinder hätte. Das änderte alles. Sie fing an, von ihrer zweijährigen Tochter zu erzählen. Dabei zeigte sie plötzlich ein Leuchten in den Augen, das mich überraschte und rührte. Ich war schon halb entschlossen gewesen, sie nicht anzunehmen, aber jetzt hatte ich einen Ansatzpunkt. Mittlerweile haben wir fünf, sechs Sitzungen gehabt, und die Arbeit geht gut voran.

Oder ein anderes Beispiel, es liegt schon ein Jahr zurück: Ein Mann kam rein, völlig unsympathisch, phallisch bis in die Haarspitzen, dominant, wußte alles besser, hatte natürlich Reich gelesen, war eitel und arrogant, kurz: ein richtiger Kotzbrocken. Aber kein komplettes Arschloch, denn es gab eine Lücke in seiner Panzerung. Die Lücke war die Art, wie er das "u" aussprach. Jedesmal, wenn er ein

Wort mit einem langen "u" sagte, formten sich seine sonst sehr harten Lippen zu einem Kindermund und sein Gesicht bekam etwas Unschuldiges, Babyhaftes, durch und durch Liebenswürdiges. Ich ließ ihn viele Wörter mit einem langen "u" sagen. Er machte mit, wahrscheinlich nur, um mir hinterher zu beweisen, was für ein Idiot ich bin. Dann ließ ich ihn Babyworte sagen: Mumu, Kuku, Pupu. Er machte immer noch mit, aber er fing schon an zu wackeln, es zuckte schon um sein Kinn herum. Dann ließ ich ihn ein langes, sehnsüchtiges "huuh" sagen. Nach dem dritten oder vierten "huuh" brach er zusammen.

Es geht also immer darum, worauf man als Therapeut die Aufmerksamkeit richtet: auf den Charakterpanzer oder die Pulsation, auf das, was starr ist, oder das, was lebt, auf das, was verkrampft ist oder anmutig. Viele Therapeuten machen sich ineffektiv, wenn sie ihre Aufmerksamkeit zu sehr auf die Panzerung richten, auf die Probleme und Konflikte. Sie tun das, weil sie selbst noch zu sehr mit der eigenen Panzerung identifiziert sind. Als Körpertherapeut muß man mit dem Strömen identifiziert sein, sonst läuft nichts.

**FRAGE:** Ich hab' noch eine ganz andere Frage: Vorhin war die Rede von Feldkontakt und den Intuitionen, die daraus für die Arbeit entstehen. Ich bin mir nicht immer sicher, was von all dem, was mir während einer session mit einem Klienten durch den Kopf geht, so eine Intuition ist und was davon einfach nur Mind-Geplapper ist. Manche Intuitionen sind ja auch sehr unklar oder widersprüchlich. Ich krieg zwar immer 'ne ganze Menge mit, aber ich kann das dann oft nicht richtig einordnen und bin manchmal nur verwirrt. Es kommen dann oft keine klaren Handlungshinweise dabei heraus. Gibt sich das mit der Zeit? (Lachen) Oder hab' ich einfach kein Talent dazu? (Lachen)

**LOIL:** Keep going, baby! (Lachen) Die Ideen, Eingebungen, Impulse, die bei der Arbeit entstehen, kann man in zwei Hauptgruppen unterteilen. Nämlich - dreimal dürft ihr raten - in Impulse, die aus der Panzerung kommen, und Impulse, die aus dem Strömen kommen. Was aus der Panzerung kommt, hat meistens die Qualität von "Jetzt müßte ich mal dies machen" oder "Ich muß jetzt die Arme, die Beine, dies und jenes mit einbeziehen" oder "Ich kann doch nicht hier sitzen und nichts tun" und ähnliches. Es geht dabei immer um müßte, sollte, darf nicht. Diese Impulse kommen aus dem Ich-Ideal, genauer gesagt, aus der Angst. Wenn ein solcher Impuls kommt, schmeißt ihn weg. Er taugt nichts. Oder es sind Impulse, die sehr logisch, sehr vernünftig sind. Auch die taugen nichts.

Impulse, die aus dem Strömen kommen, die aus dem Feldkontakt kommen, erkennt man daran, daß sie von einer ganzkörperlichen Reaktion begleitet sind. Es ist so eine Art Aha-Erlebnis, ein "Genau, das ist es!", ein Gefühl von Stimmigkeit. Einige von euch kennen doch bestimmt das "Focusing" von Gendlin. Es ist eine Methode der Selbstbefragung und Selbsthilfe, wenn man irgendwie feststeckt, und bezieht die Körperreaktionen mit ein. Dieses ganzkörperliche Gefühl der Stimmigkeit nennt Gendlin treffender Weise "felt sense", die dazugehörende Körperreaktion nennt er "body shift". Ähnlich ist es in unserer Arbeit: Wenn eine Intuition von einem *felt sense* und einem body shift begleitet wird, weiß man, was man zu tun hat.

Und: viele Intuitionen sind sehr subtil, sehr leise, sehr zart. Man muß lernen, auf sie zu horchen und sie zu fühlen. Es ist nicht so, daß einem von Wilhelm Reich persönlich ins Ohr souffliert wird: Herbert, jetzt das Zwerchfell, oder so. (Lachen) Es sind meistens feine Schwingungen, die anzeigen, was zu tun ist, oft nur Ahnungen, oft auch völlig verrückte Ideen, bizarre Eingebungen, denen man sich kaum traut nachzugeben. Eingebungen, die überhaupt keinen Sinn machen, unlogisch sind, oder ein großes Risiko mit sich bringen. Ein Freund und Kollege von mir hatte vor einiger Zeit während einer Gruppensitzung den unabweislichen Impuls, einem der Männer eine runterhauen zu müssen. Er zögerte einen Moment, aber das Gefühl blieb so stark, daß er durch den Raum ging, hin zu dem Mann, und ihm eine knallte. Der Mann war doppelt so breit und hoch wie mein Freund - und fing an zu schluchzen wie ein kleines Kind. Nach einer Viertelstunde hatte er sich wieder gefaßt, ging rüber zu meinem Freund - und dankte ihm. Er sagte, daß er sein Leben lang Angst genau davor gehabt hatte und sein halbes Leben mit Body-Building und Karate verbracht hätte, um zu vermeiden, daß jemand ihm so nahe kommt. Und er war so erfolgreich darin geworden, Leute auf Abstand zu halten, daß er in Therapie gehen mußte. Was für eine unglaubliche Sache! Was für ein Mut! Sowas darf man natürlich kaum weitererzählen, dann kommt gleich die Aufsicht, redet von Gewalt in der Therapie, und im Handumdrehn ist man denunziert und der ganzen schäbigen Gerüchtemaschinerie ausgesetzt. Und trotzdem: wenn sowas anliegt, dann muß es getan werden! Sonst versandet die Arbeit in Mittelmäßigkeit. Und mein Freund ist kein Pusher, kein Psychopath oder sowas. Er ist ein sehr differenzierter, sehr erfahrener und angesehener Therapeut. Und schmächtig. (Lachen) Das ist natürlich ein extremes Beispiel. Ich könnte noch mehr davon erzählen. (Lachen, Zustimmung) Lieber später, beim Essen. (Lachen) Es ist ein extremes Beispiel. Aber im Prinzip führen einen die eigenen Intuitionen in der Arbeit ständig, in jeder Sitzung, zu solchen Entscheidungen, wo man an die eigenen Grenzen kommt, die eigenen Grenzen transzendieren kann. Diese Herausforderung ist immer da, wenn man im Feldkontakt bleibt. Und das macht effektive, gute Arbeit aus. Ich habe mir zur Gewohnheit gemacht, diesen Eingebungen, in der Arbeit und auch anderswo, radikal zu folgen. Meistens sind es sehr sanfte Schwingungen, die sofort in Handlungen, Interventionen übergehen. Manchmal sind es auch diese bizarren Ideen, die einem erst mal die Luft nehmen. Wenn man das tut, mit den eigenen Intuitionen geht, dann passieren auch die vielen kleinen Wunder, die Außenstehenden wie Zauberei vorkommen. Man faßt da hin, und der Klient sagt: Genau das hab ich mir gerade gewünscht. Oder: Genau das hat mir die ganze Zeit gefehlt. Oder ähnliches.

Noch mehr?

**FRAGE:** Ja. Ist das eigentlich noch Therapie, was wir machen? Zuneigung für den Klienten, Feldkontakt, Intimität als heilendes Prinzip und andere Begriffe, die hier heute gefallen sind: das geht doch insgesamt über ein herkömmliches Therapieverständnis hinaus. Und falls das keine Therapie mehr ist, wie soll man es dann nennen? Andererseits ist es aber auch keine private Angelegenheit. Wir sagen Arbeit dazu, es wird Geld verdient damit, es gibt einen formellen Rahmen für das Ganze, Terminabsprachen etc. Ich fühle mich jedenfalls mit den Wörtern "Therapie" und "Therapeut" nicht mehr wohl; sie implizieren Abgrenzungen, die wir in unserer Arbeit ja oft überwinden. Ich weiß aber auch nichts Besseres.

**LOIL:** Mir persönlich ist es egal, wie wir das nennen. Für die Kasse oder die Ärztekammer nenne ich es natürlich "Therapie". Und für viele Leute, die zu uns kommen, ist es wichtig für ihre Orientierung und ihr Selbstverständnis, daß sie "in Therapie" sind, auch wenn sie dann bald merken, daß es um etwas anderes geht, als "behandelt" zu werden.

Vor dem Hintergrund unserer Arbeit, so wie sie ist, ist der Begriff "Therapie" natürlich ein Fossil. Er spiegelt das alte medizinische Modell wider: hier der Therapeut, da der

Patient, der Therapeut weiß Bescheid, der Patient nicht, und deshalb wird er vom Therapeuten behandelt und so fort. Daß das nicht so funktioniert, hat sich ja mittlerweile bis in die klassischen medizinischen Disziplinen hinein herumgesprochen. Deshalb hat man irgendwann angefangen, von der "ärztlichen Beziehung" zu reden, oder in der Psychotherapie von der sogenannten "therapeutischen Beziehung" oder der "Arbeitsbeziehung" oder ähnlichem. Aber auch das greift zu kurz. All diese Umschreibungen suggerieren nur eine Trennung oder eine Grenze, die überhaupt nicht besteht.

Wenn jemand zu mir hereinkommt, ein sogenannter Klient, dann akzeptiere ich vollständig die Tatsache, daß mein Leben - zumindest für die nächste Stunde - hauptsächlich darin besteht, mit diesem Menschen zusammen zu sein. Ich akzeptiere weiterhin, von diesem Menschen durch seine bloße Anwesenheit beeinflußt zu werden und ihn zu beeinflussen. Ich spüre diese Beeinflussung sinnlich konkret als Feldkontakt und Feldüberlagerung, ich reagiere auf allen Ebenen auf diesen Menschen: emotional, mental, somatisch, energetisch.

Was ich damit sagen will: Es findet in erster Linie, ob man will oder nicht, auf einer elementaren biologischen Ebene ein Austausch, eine Begegnung statt, eine spezifisch menschliche Begegnung, ein spezifisch menschlicher Kontakt, der sich spontan, naturhaft herstellt, unabhängig davon, wie die Beteiligten die Situation interpretieren.

Das ist die Basis der gesamten Situation, dadurch wird auch unterstrichen, daß die Ähnlichkeiten, die wir miteinander haben, größer und schwerwiegender sind als unsere Verschiedenheiten, daß wir mehr in Verbindung miteinander sind, als daß wir getrennt sind. Nicht im Sinne einer "Wir sind alle Brüder-Ideologie", sondern im Sinne konkreten biologisch-energetischen Funktionierens.

Wir gehen also in unserer Arbeit von biologischen Tatsachen aus, nicht von gescheiten Hypothesen, die wir vertreten, sondern von Gegebenheiten unserer Natur, die wir mit jeder Faser und in jeder Zelle spüren und fühlen können. Ebenso spüren wir und haben wir erfahren und wissen wir daher, daß elementarer menschlicher Kontakt - Liebe ist ein anderes Wort dafür - daß elementarer, biologisch-energetischer Kontakt heilsam ist, daß wir einander heilen können. Diese einfachen Tatsachen unserer menschlichen Kondition erkennen wir an, wir ergeben uns in diese Tatsachen. Damit folgen wir dem Lebensstrom.

Wie können angesichts solch profunder biologischenergetischer Gegebenheiten Konstrukte wie "therapeutische Beziehung" irgendeine substantielle Bedeutung haben? Es gibt nicht so etwas wie eine "therapeutische Beziehung". Es gibt nur mehr oder weniger gestörten, mehr oder weniger vollkommenen menschlichen Kontakt.

**FRAGE:** Aber es gibt doch gerade auch in der Körperarbeit ein starkes Kompetenzgefälle. Teilweise sagen wir den Leuten doch sehr deutlich, was sie tun sollen. Und irgendwie behandeln wir sie doch auch.

**LOIL:** Es kommt darauf an, worauf dieses Kompetenzgefälle basiert. Ein Chirurg zum Beispiel kann menschlich unreif sein und trotzdem gute Arbeit machen. Seine Kompetenz beruht auf Fachwissen. Sobald er das Skalpell aus der Hand legt und mit dem Patienten ein paar Worte wechselt, ist diese Kompetenz aufgehoben, obwohl sie natürlich weiterhin unterstellt und generalisiert wird. Die Fachkompetenz muß dann dazu herhalten, die Neurose einer solchen "Autorität" zu kaschieren oder zu kompensieren.

Das geht in der Körperarbeit nicht. Hier beruht das Kompetenzgefälle nicht auf Fachwissen - obwohl dieses auch besteht - sondern auf dem stärkeren Strömen, der stärkeren Pulsation, dem größeren Energiefeld, dem ungestörten Energiefluß, also auf natürlicher Autorität. Natürliche Autorität ist immer heilsam.

Das bringt bestimmte Anforderungen bezüglich der Ausbildung von Körpertherapeuten mit sich. Es genügt nicht, eine Methode zu lernen. Es muß ein umfassender, intensiver menschlicher Entwicklungs- und Reifeprozeß stattfinden. Dazu ist es erforderlich, eine stabile Ausbildungsgruppe als Rahmen zu haben. Daher muß man sehen, daß man nach der Grundausbildung, die drei oder vier Jahre dauert, sich weiterhin in einem Feld bewegen kann, daß diese Reifung begünstigt. Die meisten Skan-Trainer haben sieben, acht Jahre oder mehr an Ausbildung, Supervision und Zusammenarbeit hinter sich. Das merkt man auch. Wir haben uns immer in einem Feld bewegt, das sehr förderlich war für die individuellen Entwicklungsprozesse. Daher ist es mir in der Arbeit mit meinen Studenten vor allem wichtig, ein solches Energiefeld zu schaffen, auf dem dann vieles gedeihen kann.

# Ein paar Anmerkungen zum Handwerklichen

**Loil:** Körperarbeit kann man in jeder beliebigen Situation beginnen: im Stehen, Sitzen, Liegen, natürlich auch aus der Bewegung heraus. Das entspricht der alten therapeutischen Weisheit, daß man dem Klienten am besten dort begegnet, daß man ihn dort "abholt", wo er gerade ist.

Dennoch bevorzugen wir für den Anfang einer Sitzung, daß unsere Klienten sich auf den Rücken legen und die Knie hochstellen. Diese Haltung fördert die pulsatorischen Bewegungen im Körper, läßt die Blockaden deutlicher hervortreten und konfrontiert alle von Beginn an mit der Position der Hingabe. Wir hatten neulich schon mal ausführlich darüber gesprochen. (Vgl. Kapitel "Panzerungen") Später ist dann ein Transfer von der Horizontalen zur Vertikalen erforderlich, es muß eine Brücke geschlagen werden von der Therapiesituation zum alltäglichen Leben der Klienten. Aber das ist ein Thema für sich.

Was ist also zu tun, wenn jemand sich ausgezogen hat und dort liegt? Worauf ist zu achten?

Zunächst mal darauf, daß man für sich selbst sorgt. Das beginnt mit der Körperposition, die man einnimmt. Manche setzen sich direkt neben die Matte, manche wollen etwas höher sitzen, auf einem Stuhl oder einem Sessel, manche müssen sehr nah dran sein, andere brauchen mehr Distanz, wieder andere verändern ihre Position ständig und so weiter. Das muß man für sich selbst herausfinden, wie man am besten arbeiten kann.

Wichtiger ist die innere Haltung, die man einnimmt. Wichtig ist, daß man sich des eigenen Strömens vergewissert, bevor man irgendetwas tut oder auf Empfang schaltet, daß man das Gefühl hat, atmend, pulsierend im eigenen Feld zu sitzen. Michael Smith hatte dafür ein schönes Bild gefunden: Wir sollten wie Pflanzen auf dem Meeresgrund sein: fest verwurzelt und sanft hin- und her-schwingend, von den Strömungen bewegt. Wir haben das damals stundenlang geübt, bis eine Art Meditation daraus wurde, ein Sich-Hingeben an die eigenen Körperempfindungen.

Das nächste ist, daß man auf Empfang geht. Ich trenne das jetzt mal alles, aus Gründen der besseren Darstellbarkeit. Tatsächlich ist es ja *ein* untrennbarer Prozeß: Selbstgewahrsein, Kontakt mit dem Umfeld und Handeln. Auf Empfang gehen ist ein ganzkörperlicher Vorgang. Es ist mehr als die "freischwebende Aufmerksamkeit", die schon Freud für den Analytiker forderte; es ist eine entspannte Präsenz von Kopf bis Fuß, die auf dem Kontakt mit dem Kern beruht, eine rezeptive, meditative Haltung: Der ganze Körper geht in Bereitschaft, sich vom Ausdruck des Klienten beeindrucken zu lassen.

Das ist nicht mit Passivität zu verwechseln; Kopf und Sinne sind tätig, aber zunächst ohne besonderen Focus. Schauen, Hören, Fühlen geschieht defocussiert. Al Bauman lehrt hierzu eine Technik, die er "mit dem 1. Auge sehen" nennt. Das "1. Auge" ist ein Punkt, ein kleiner Bereich in der Mitte des oberen Thorax in Höhe des zweiten oder dritten Rippenpaars, der in manchen energetischen Anatomien als Konzentrationspunkt beschrieben wird, in dem viele Energiesysteme im Körper zusammenkommen. Wenn man sich vorstellt von dorther zu schauen - wir üben das heute abend -, geschehen erstaunliche Dinge. Es tritt eine große Ruhe ein, und das Sehen wird sehr, sehr weit, das Hören wird sehr intensiv, die Atmung vertieft sich und manches mehr.

Al hat mir mal erzählt, wie er damit einen Formel 1-Rennfahrer behandelt hat. Der Mann war zu ihm geschickt worden, weil er in bestimmten Kurven der Rennstrecken bestimmte Probleme bekam, ich weiß nicht mehr genau, was es war. Al brachte ihm bei, mit dem 1. Auge zu sehen, und ließ ihn auf diese Weise Auto fahren. Der Mann war bald geheilt. Ich hab' das natürlich sofort ausprobiert: es funktionierte. Ich hatte sofort das Gefühl von großer Ruhe und Sicherheit beim Fahren; auch in schwierigen Situationen, wo man normalerweise kontrahiert, blieb diese Gelassenheit, solange ich beständig vom 1. Auge her guckte. Die Schwierigkeit dabei ist, dieses Schauen aufrecht zu erhalten, egal, was passiert. Aber mit etwas Übung läßt sich das in jeder Situation anwenden, und eben auch, wenn man vor seinem Klienten sitzt.

Okay. Ihr sitzt in eurem Feld, seid auf Empfang eingestellt, und was dann? Das nächste, was passiert, ist - bei immer noch weitem Focus, - daß sich eine Art Gesamteindruck oder Gesamtintuition herstellt. Die einfache Frage, die damit verbunden ist, lautet: Was zum Teufel ist hier los? (Lachen) Es ist wichtig, zunächst diesen Gesamtausdruck auf sich wirken zu lassen, bevor man sich Einzelheiten widmet. Der Gesamteindruck vermittelt in erster Linie die besondere Qualität und die besondere Form der "Zurückhaltung", die jemand an den Tag legt. Wilhelm Reich benutzt den Begriff "Zurückhaltung" zur allgemeinen Charakterisierung des gepanzerten Organismus, und er meint das sehr wörtlich: Die Schultern können zurückgehalten sein, der Atem auf Sparflamme zurückgedreht, das Becken nach hinten gezogen oder nach vorne eingeklemmt, der gesamte Rücken kann nach hinten gebogen sein und vieles mehr. Bei jedem Klienten, mit dem wir es zu tun bekommen, ist dieses System der Zurückhaltungen zu einem ganz individuellen Gesamtausdruck geworden, den es zu lesen gilt. Manche Leute legen sich hin, und man sieht sofort den geprügelten Hund, das verletzte Kind oder das eingeschüchterte Kind, das verlassene und das gedemütigte Kind; die großen Themen sind meistens sofort sichtbar. Fortschritte in der Therapie sind vor allem an diesem Gesamtausdruck abzulesen. Und es ist schön, im Verlauf der Arbeit mitzuerleben, wie sich dieser Gesamtausdruck über die Zeit wandelt: wie sich z.B. der Ausdruck des chronischen Eingeschüchtert-Seins zum Ausdruck des Aufbegehrens verändert oder wie die Zeichen der Resignation aus dem Körper verschwinden, wie Stolz oder Zuversicht den Körper und das Gesicht formen, wie sich all dies strukturell im Körper niederschlägt. Das begeistert mich immer wieder aufs neue.

Zu diesem Zeitpunkt, wenn ich den Gesamteindruck empfangen habe, fühle ich mich meistens bewegt, auszugreifen und den Menschen, der da vor mir liegt, zu berühren. Diese erste Berührung ist keine strategische Intervention, sondern eine spontane Geste. Sie ist eine Antwort auf das, was bisher vom Klienten ausgesendet wurde. Es sind einfache Berührungen: Oft lege ich die Hand auf den Bauch oder die Brust oder die Stirn, manchmal nehme ich eine Hand, manchmal fasse ich unter den Nacken, je nachdem. Diese spontane Geste, diese Antwort findet auf einer sehr tiefen biologischen Ebene statt und ist sehr kraftvoll. Was signalisiert wird, läßt sich nur unzureichend in Worte fassen; es sind sehr einfache Botschaften wie z.B.: Ich habe dich verstanden, Du bist willkommen, Ich akzeptiere dich, und ähnliches. Es sind diese einfachen, existentiellen Botschaften, die in dieser ersten Berührung Ausdruck finden. Oder es sind antithetische Botschaften wie: Mach dir keine Sorgen darüber, Du brauchst nicht zu resignieren, Wir können etwas tun, und so weiter.

Tatsächlich ist die Hauptbotschaft dieser Geste eine mächtige Antithese zur Isoliertheit, Einsamkeit, Separiertheit, Kontaktlosigkeit oder Verzweiflung des Klienten: Du bist nicht allein, Wir sind in Verbindung. Wenn dies gespürt wird, wenn diese wortlose Botschaft "durchkommt", dann ist das für die meisten eine überwältigende, erschütternde, rührende Erfahrung. Wenn diese Erfahrung am Anfang der Therapie steht, ist die Arbeit schon auf einer guten Schiene.

Aber, um es nochmal zu sagen, diese erste Berührung muß spontan sein, sie darf nicht gemacht oder inszeniert werden. Der Körper merkt das sehr genau, und die ganze Therapie kann von Anfang an verschenkt werden, wenn die erste wichtige Berührung aus der Panzerung des Therapeuten stammt.

So. Allmählich wird der Focus der Aufmerksamkeit etwas konzentrierter, gebündelter. Man kann darauf achten, welche Bereiche des Körpers geladen sind. Man kann darauf achten, welche Teile pulsieren und welche nicht, was sich bewegt, was von der Bewegung ausgeschlossen oder abgesperrt ist oder zurückgehalten wird. Oder man kann darauf achten, was an Gegenbewegung zur natürlichen Bewegung aktiviert wird. Charles Kelly spricht in diesem Zusammenhang von Pulsation und Gegenpulsation. Den Begriff "Gegenpulsation" halte ich für unpassend, da der Gegenbewegung die natürliche Anmut fehlt, die für die pulsatorische Bewegung charakteristisch ist. Auf jeden Fall hat Kelly recht, wenn er betont, daß die Panzerung kein Zustand ist, keine leblose Blockade, sondern eine Aktivität.

Worauf auch immer man nun die Aufmerksamkeit richtet: man kommt nicht umhin, sich mit der Atmung zu beschäftigen, also zu sehen, mitzuerleben und im eigenen

95

Körper zu fühlen, wie dieser Mensch atmet, der dort liegt. Die meisten Leute atmen so reduziert, daß große Teile des Körpers von der Atemwelle nicht erfaßt werden und unterversorgt bleiben. Viele Leute atmen nur so viel, daß es gerade zum Überleben reicht. Bei den meisten unserer Klienten geht es also zunächst darum, sie gut in die Atmung zu bringen. Dadurch allein läßt sich zunächst natürlich keine dauerhafte Verbesserung oder Vertiefung der Atmung herstellen. Nach der Sitzung fällt die Atmung bald wieder in das alte Muster zurück. Wir bringen die Atmung in Schwung, weil dadurch die Struktur der muskulären Panzerung deutlicher hervortritt und leichter bearbeitet werden kann.

Wie bringt man jemanden in die Atmung? Am einfachsten durch verbale Anweisungen. Neuen Klienten sage ich oft, sie sollen einfach daliegen und "ganz normal" atmen, nichts Besonderes tun. Eine solch einfache Anweisung hat oft den Effekt, daß der Klient sich seiner Atmung bewußt wird und allein dadurch ein tieferes, rhythmisches Atmen zustande kommt. Außerdem habe ich dann ein paar Minuten Zeit, das Atemmuster und die Struktur der chronischen Kontraktionen zu studieren, also erste detailliertere diagnostische Hinweise zu sammeln.

Eine weitere Möglichkeit besteht darin, längs der Haupt-Energieumlaufbahn atmen zu lassen, nämlich die Frontallinie in der Mitte der Körper-Vorderseite vom Mund bis zum Perineum hinunter und auf der Körper-Rückseite die Wirbelsäule hinauf bis über den Kopf und die Nase hinunter, bis der Kreislauf sich schließt. Diese Energiebahnen sind aus der Meridianlehre der chinesischen Medizin als Diener- und Lenkergefäß bekannt. Sie führen über alle wichtigen Energiezentren im Körper. Ich weise die Leute an, sich beim Einatmen vorzustellen, daß der Atem die Wirbelsäule hochsteigt, über den Kopf kriecht und beim

Ausatmen die Vorderlinie bis ins Becken hinein hinunter-
fließt. Das ist eine sehr vitalisierende Technik, mit der man
Anfänger jedoch leicht überfordern kann. Man muß schon
darauf achten, wem man das vorschlägt.

Dann kann man noch vorschlagen, in bestimmte Kör-
perbereiche hineinzuatmen. Beispielsweise kann man zur
Belebung einer starren Brust vorgeben, sich vorzustellen,
daß der Atem in der Mitte der Brust in den Körper eintritt
und dort auch wieder austritt. Das kann man im Prinzip mit
jedem Körperteil machen, durch die Stirn, durch die Fuß-
sohlen, durch die Genitalien; neulich habe ich jemanden
durch die Ohren atmen lassen. Der Kreativität sind da
keine Grenzen gesetzt. Auch das ist eine sehr wirksame
Technik.

Was gibt es noch? Kurzes, schnelles Atmen ist wirksam.
Ich lasse Leute viermal sehr kurz und sehr kräftig ein- und
ausatmen, dann noch einmal kurz einatmen und dann
lange ausatmen. Und das Ganze mehrfach wiederholen.
Das baut Ladung auf.

Töne kann man gut verwenden, um die Leute in die
Atmung zu bringen. Am einfachsten ist es, über die ganze
Länge der Ausatmung ein stimmloses s machen zu lassen.
Diese akustische Rückkopplung bewirkt eine stetige Vertiefung der Atmung. - Ihr braucht nicht mitschreiben, wir
üben das heute nachmittag noch ausführlich. Ich will erst
mal eine Übersicht geben.

Eine weitere gute Möglichkeit mit Tönen ist der soge-
nannte "low float". Der low float ist von allen Tönen, die
man ohne Anstrengung hervorbringen kann, der tiefste. Es
geht dabei also nicht darum, den tiefstmöglichen Ton
herauszupressen, sondern, wie gesagt, von den leicht
herausgehenden Tönen den tiefsten zu nehmen und in
Form eines a-Tons wieder und wieder mit der ganzen
Länge der Ausatmung herauszubringen. Das ist eine unge-

mein einfache und effektive Technik, die ich von Emily Derr gelernt habe. Der low float bringt einen nicht nur gut in die Atmung, sondern bewirkt auch eine nachhaltige Öffnung des Halses sowie überhaupt eine weitgehende Entspannung im gesamten Organismus. Wenn ihr euch was Gutes tun wollt, dann macht jeden Morgen mindestens fünf Minuten den low float, und nach ein paar Tagen oder Wochen werdet ihr staunen, wie ihr euch fühlt.

Den low float kann man auch variieren. Man kann Leute anleiten, den Ton nicht nur durch den Mund, sondern auch durch die Augen herauszubringen; das heißt, sie sollen sich vorstellen, daß der Ton tatsächlich durch die Augen heraustritt. Zusätzlich kann man vorgeben, daß der Ton auf einen bestimmten Punkt hin gerichtet werden soll. Das intensiviert die Wirkung sehr.

Eine weitere Variation des low float besteht darin, daß man dem Klienten, während er den Ton macht, die Hand auf die Brust legt und immer wieder in sehr kurzen Abständen leicht eindrückt. Auch hier entsteht eine wirkungsvolle akustische Rückkopplung. Viele Leute werden sich dabei zum ersten Mal ihres Stimmvolumens bewußt; es kommen mächtige Töne dabei heraus, die mancher nicht für möglich gehalten hätte.

Noch eine sehr kraftvolle Variante ist folgende: Man macht den low float und geht dabei gleichzeitig mit den Füßen auf der Stelle, schnell oder langsam, je nachdem, wie einem zumute ist. Das hat viele nicht nur in die Atmung gebracht, sondern gleich mitten in ihr Drama.

Auf eins muß man allerdings achten: manche Leute neigen dazu, lange Töne in ihren Charakter einzubauen; typischerweise Leute mit masochistischem Charakterbild oder auch Leute mit rigiden Strukturen. Die Intervention wirkt dann nicht mehr antithetisch zum Charakter oder zur Panzerung, sondern wird als willkommenes Instrument im

Dienste der Abwehr benutzt. Das merkt man meistens sehr schnell; man bekommt dann das unabweisliche Gefühl, daß jemand sich mit dem langen Ton sozusagen häuslich einrichtet und noch Stunden weiter könnte. Dann muß man das abbrechen oder Blickkontakt herstellen, das unterbricht das Muster oft. Oder man geht über zu kurzen, heftigen, bellenden Tönen. Die lassen sich nicht so leicht in den Charakter einbauen.

Was gibt es noch? Es gibt noch viele sehr einfache Mittel, z.B. bei der Ausatmung leicht mit der Handfläche auf die Brust drücken oder leichtes Anheben der Hals- oder Lendenwirbel beim Einatmen.

Oder auch gröbere Methoden: Kicken, Treten, Schlagen, Stoßen, Warmlaufen auf der Stelle, Hüpfen auf der Stelle, all das tut es auch.

Dann haben wir noch ein paar gute Möglichkeiten, mit den Augen zu arbeiten, um die Atmung in Schwung zu bringen. Zunächst natürlich die klassische Reichsche Methode des Augenaufreißens: Man leitet den Klienten an, beim Einatmen die Augen weit aufzureißen, die Augenbrauen hochzunehmen, ebenso die ganze Stirn, und am besten sperrt man dabei auch noch den Mund weit auf. Das Ganze sehr schnell und heftig, so, als ob man einen Riesenschreck bekommen hätte. Beim Ausatmen läßt man das ganze Gesicht wieder zugehen. Ein paar Ein- und Ausatmungszyklen genügen hier meist; die Methode ist sehr wirkungsvoll, und man muß sie dosieren, sonst riskiert man zuviel Hyperventilation.

**FRAGE:** Soll man das grundsätzlich vermeiden, daß jemand hyperventiliert?

**LOIL:** Ich vermeide es nicht, aber ich provoziere es auch nicht. Wir sind keine Hyperventilationsanimateure. Hyperventilation ist ein extremer Zustand, der nicht zum therapeutischen Experimentieren taugt. Hyperventilation tritt auf - jetzt mal abgesehen von der ganzen Physiologie des Vorgangs - wenn mehr Energie, wenn mehr Lebenskraft im Körper in Umlauf gebracht wird, als der Organismus normalerweise tolerieren und kanalisieren kann. Viele Leute hyperventilieren spontan, sobald der Erregungslevel leicht ansteigt. Dann ist es wichtig, daß sie den Vorgang so bewußt wie möglich erleben, d.h., daß sie ein Bewußtsein davon kriegen, wie eng sie sich machen, wie sehr sie sich gegen die eigene Lebensenergie absperren, wie sie sich verkrampfen und so weiter. Ich halte es für töricht, den Hyperventilationsvorgang abzubrechen, wenn er spontan angefangen hat. Wenn jemand durch eine solche Phase hindurchgeht, hat er am Ende meistens etwas Wichtiges erfahren oder gelernt. Allerdings muß man als Therapeut sehr genau wissen, wie man jemanden durch die Hyperventilation begleitet, und man muß sehr genau wissen, was zu tun ist, wenn es gefährlich wird. Das kommt sehr, sehr selten vor, daß es gefährlich wird, aber dann muß man das Entscheidende tun können. Es gibt drei Themen, auf die ich in einer Ausbildungsgruppe neben dem üblichen "Stoff" besonderen Wert lege: die Erkennung von Suizidgefährdung, die Erkennung einer psychotischen Entwicklung und eben die Behandlung der Hyperventilation.

Es gibt noch andere, weniger dramatische Möglichkeiten, über die Augen in die Atmung zu kommen: Der Kopf bleibt ruhig liegen, und nur die Augen bewegen sich in einem langsamen Pendelschwung auf der Horizontalen hin und her, während die Person natürlich ständig weiter atmet. Wichtig ist dabei, daß die Pupillen ganz in die Augenwinkel hineinwandern, ohne daß der Kopf bewegt wird. Für Leute mit starker Augenblockierung ist dies eine schwierige, Erregung mobilisierende Übung. Als Variante kann man die Augen auch vertikal, also von oben nach unten und zurück wandern lassen, oder man läßt sie kreisen. Und immer wieder darauf achten, daß weitergeatmet wird. Eine weitere Variante besteht darin, Blickkontakt zum Therapeuten aufzunehmen, wieder wegzuschauen und wieder Blickkontakt aufnehmen und so weiter.

Eine längere Übung will ich noch nennen, die ich bei Will Davies abgeguckt habe: Er läßt Stück für Stück die gesamte Atembewegung imitieren, bis man am Ende "voll" im Pulsieren ist. Das beginnt damit, daß man tief in den Bauch einatmet und dann beim Ausatmen die Füße leicht auf den Boden drückt. Man liegt dabei natürlich auf dem Rücken, mit hochgestellten Knien. Nach und nach ergänzt man dann die Bewegung um folgende Einzelbewegungen: man zieht beim Einatmen die Schultern hoch und läßt sie beim Ausatmen wieder runter, man ballt die Hände beim Einatmen zu Fäusten und löst sie wieder beim Ausatmen, man bringt die Knie zusammen und läßt sie wieder auseinandergehen, man bewegt das Kinn Richtung Brust und läßt es nach oben weggehen, man schließt die Augen beim Einatmen und läßt sie beim Ausatmen aufgehen. Man kann noch weitere Bewegungen hinzunehmen. Das Prinzip ist, daß beim Einatmen kontraktorische Bewegungen stattfinden und beim Ausatmen expansive.

So, das soll erst mal genügen. Heute nachmittag gehn wir nochmal alles durch, und ihr übt das miteinander. Mit der Zeit werdet ihr weitere Methoden entdecken oder erfinden. Aber zu Anfang ist es ganz gut, ein paar Vorgaben zu haben. Wenn ihr diese Methoden anwendet, werdet ihr auch bald merken, daß diese vielen einfachen Möglichkeiten nicht wahllos bei jedem angewendet werden können und daß auch "objektive" Kriterien dabei nur begrenzt hilfreich sind. Zum Beispiel Überlegungen, wer nun mehr Unterstützung beim Einatmen oder beim Ausatmen braucht;

oder welche Übung für welchen Charaktertyp am geeignetesten ist. Es ist gut, ein großes Repertoire zu haben; noch besser ist es, die Wahl einer solchen Technik der Inspiration des Augenblicks zu überlassen. Das ist die Kunst bei unserer Arbeit, und darin liegt auch ihr heilsames Potential.

**FRAGE:** Was ist mit Massagen zu Anfang. Sind Massagen geeignet, die Atmung anzukurbeln?

**LOIL:** Ja, natürlich. Ich benutze zu Anfang manchmal leichte Massagen im Zwerchfell oder Occipitalisbereich. Das hilft oft sehr. Oder auch Gesichtsmassagen. Aber nur leicht. Tiefere Massagen sind natürlich erst effektiv, wenn genügend Ladung aufgebaut ist.

Okay, soviel dazu. Manchmal, wenn alles nichts nutzt, kommt man auch in die Situation, unkonventionelle Methoden anwenden zu müssen. Al Bauman hat mir von einem Klienten erzählt, einem Chefarzt, der quer durch die USA geflogen war, um ein paar Sitzungen bei Al zu haben. Der Mann legte sich hin, und was immer Al versuchte, der Mann rührte sich nicht. Stattdessen erzählte er Al fortwährend in einem näselnden, arroganten Chefarzt-Tonfall, wie schlecht die Welt sei. Al schaute ihm eine Weile in die Augen und sagte: "I think you're an asshole!" Und schon war der Mann in der Atmung. (Lachen)

**FRAGE:** Stimmt die Geschichte?

**LOIL:** Wenn Al sie erzählt, stimmt sie. (Lachen)

So. Weiter. Der Klient ist gut in der Atmung, und was dann? Was spätestens jetzt sehr konkret deutlich wird, ist zweierlei:

a) die Pulsation im Körper, und zwar die spezifische Qualität der Pulsation dieses konkreten Menschen, auf welche unverwechselbare Art und Weise dieser Mensch lebendig ist und

b) die spezifische, individuelle Art der Panzerung. Daraus wird ein drittes sehr deutlich, nämlich, da Pulsation und Panzerung sich antagonistisch zueinander verhalten, zeigt sich die individuelle, unverwechselbare Form, die dieser Antagonismus in diesem Menschen in diesem Körper gefunden hat. Dieser Antagonismus ist nicht nur als "gefrorene Geschichte" in der Körper- und Charakterstruktur erkennbar, sondern er lebt oder tobt, je nach Temperament, gegenwärtig weiter. Der Kampf zwischen Pulsation und Panzerung, Bewegung und Gegenbewegung, hat jenseits aller gewordenen Form immer ein Moment, das noch keine Form gefunden hat, da der Kampf an dieser Stelle noch nicht entschieden ist. Eine bestimmte Körperhaltung oder ein Charakterzug hat sich noch nicht verfestigt, sondern es besteht noch die Möglichkeit, daß diese Fixierung nicht zustande kommt. Dieser Kampf ist deutlich zu beobachten, wenn jemand gut in der Atmung ist. Er manifestiert sich als wiederkehrendes Thema, z.B., die Atemwelle fließt den Körper hinunter und prallt bei jeder Ausatmung gegen eine Kontraktion im Unterbauch, was jedesmal zu einem schmerzhaften Sich-Aufbäumen führt. Oder, die Energie fließt nach oben, und sobald sie den Hals erreicht, krampft sich dieser wieder und wieder zusammen. Oder jemand braucht Raum und zeigt mit aller unwillkürlicher Gestik, daß er sich Platz schaffen will, das ist ein häufiges Thema.

Es geht also darum, den konkreten "Frontverlauf" in diesem Kampf zu erkennen, das Thema, die Richtung zu erkennen. Hier schon wird deutlich, wie wenig nützlich eine allgemeine charakteranalytische Diagnostik in diesem Falle ist. Jemanden als hysterisch oder schizoid zu qualifizieren hilft überhaupt nicht weiter bei der Bestimmung der Nahtstelle zwischen Pulsation und Panzerung in einem gegebenen Augenblick. Die Frage ist immer: Wie ist der Energieverlauf in diesem Augenblick?

Man macht also den Antagonismus zwischen Pulsation und Panzerung da ausfindig, wo er lebendig ist, und nicht dort, wo er bereits erstarrte Form geworden ist. Ist das erfolgt, ist diese Nahtstelle entdeckt, besteht die Arbeit darin, die Pulsation an dieser Stelle, und zwar genau an dieser Stelle, zu unterstützen. Es hat keinen Sinn, die Pulsation da zu unterstützen, wo sie schon kräftig ist, z.B. läßt man im allgemeinen einen Choleriker keine Schlag- oder Tretübungen machen. Ebenso sinnlos ist es, die Pulsation da zu unterstützen, wo sie kaum ausgebildet ist; alle Spielarten des Pushens fallen hierunter, wenn Leute zu etwas gedrängt werden, wofür ihnen die biologische Basis fehlt.

Die Unterstützung der pulsatorischen Bewegung erfolgt also dort, wo sie eine gute Chance hat, die drohende Erstarrung zu verhindern, die schon aufgebaute Panzerung zu durchbrechen, zu schmelzen, was auch immer. Das können zunächst kleine Schritte sein: daß die Atmung ein wenig vertieft wird, oder jemand lernt, Töne zu machen; den großen Durchbrüchen gehen meistens viele solcher kleinen voraus.

Unser Prinzip, den Focus auf dem Strömen und nicht auf der Kontraktion zu halten, muß also dahingehend konkretisiert werden, daß die pulsatorische Bewegung im entscheidenden Moment an der entscheidenden Stelle unterstützt wird. Das können sehr subtile Interventionen sein. Mit wachsender Erfahrung kann sich eine Meister- schaft einstellen, mit minimalem Aufwand maximale Wir- kung zu erzielen. Ein sanftes Kitzeln der kontrahierten Frontalismuskulatur mit der Ecke eines Papiertaschen- tuchs kann im richtigen Augenblick eine komplette schi- zoide Abwehr zum Zusammenbruch bringen. Ein sanfter Aufstrich am Hals kann das ganze brüllende Drama der oralen Entbehrung entladen, oder ein Auflegen der Hände z.B. auf dem Solar Plexus kann im geeigneten Moment ein ganzes System aufgewühlter Verzweiflung zur Ruhe bringen und einen Perspektivenwechsel in Richtung Zuversicht einleiten.

Es sind diese sparsamen, gezielten Interventionen, die Außenstehenden oft wie Zauberei vorkommen oder nicht ganz geheuer sind, die aber in Wirklichkeit auf einer präzisen Beobachtung der Dynamik von Pulsation und Panzerung beruhen - und natürlich auf einem guten Feldkontakt. "Genie ist Fleiß" soll Goethe gesagt haben. Auf die Körperarbeit bezogen hieße das, daß hohe therapeutische Effizienz auf einer intensiven und andauernden Schulung der Wahrnehmung beruht.

**FRAGE:** Was du eben gesagt hast über die Dynamik von Pulsation und Panzerung: wie verträgt sich das mit dem, was Reich über die Arbeit mit den Segmenten schreibt? Es heißt doch, man soll die Segmente von oben bis unten durcharbeiten.

**LOIL:** Reich hat das so nie gesagt. Der gesamten Lehre von den Segmenten hat er die Bemerkung vorangestellt, daß es sich um noch sehr grobe hypothetische Annäherungen handelt. Andere haben dann ein Dogma daraus gemacht. Die Arbeit geht nicht nur von oben nach unten, also von Segment zu Segment, sondern auch von außen nach innen, also von Schicht zu Schicht. Es stimmt zwar im Prinzip, daß zuerst die Augen gelöst werden, dann die Mundpartie und so weiter bis hinunter zum Becken, das erst zum Ende der Arbeit, zum Ende der Therapie gelöst wird. Oft ist es sogar so, daß die Beckenpanzerung sich erst lange nach dem Ende der Therapie löst, manchmal zwei Jahre später, der Prozeß geht im Körper ja weiter. Die Reihenfolge von oben nach unten gilt aber nur innerhalb einer Schicht. Wenn also z.B. auf einer oberflächlichen Schicht eine gewisse Lockerung im Becken erreicht worden ist, kann das die Voraussetzung dafür sein, daß es nun im okularen Segment auf einer tieferen Ebene, in einer tieferen Schicht weitergehen kann, weil nun mehr Stoßkraft von unten nach oben besteht. Diese Stoßkraft muß gut dosiert sein; wird zu wenig mobilisiert, passiert nichts. Wird zuviel Beckenenergie mobilisiert, verstärkt sie nur den okularen Panzer. Es kann dann zwar zu gewaltsamen Durchbrüchen kommen, die aber nur sehr kurzfristig sind und meistens ohne Bewußtheit erlebt werden und eher verwirrend und desorientierend wirken. Dann wächst der Panzer schneller wieder zu, fester als zuvor. Ich habe einmal zwei Jahre mit jemandem gearbeitet, nur um die Augenblockierung wieder aufzubekommen, die er sich an einem Wochenende bei einem Pusher geholt hatte; sein Becken war zu weit geöffnet worden, und die Augen hatten die Notbremse gezogen.

Der Verlauf der Entpanzerung geht also von oben nach unten und wieder von unten nach oben und damit auch von außen nach innen. Das klingt jetzt etwas kompliziert; man kann sich das Ganze als Spiralbewegung vorstellen: von außen nach innen zum Kern.

Ein Aspekt der "von unten nach oben Bewegung" ist, daß wir in der Arbeit darauf achten, daß alles, was im Körper an Pulsation freigesetzt wird, ins Gesicht, in den mimischen Ausdruck gebracht wird.

Es gibt zwei Hauptrichtungen des Energieverlaufs: einmal zirkulierend längs der auf- und absteigenden Bahnen, also längs der Frontallinie hinunter und vom Perineum längs der Wirbelsäule hoch über den Kopf und wieder die Frontallinie hinunter. Die Taoisten nennen dies den "Kleinen Energiekreislauf". Er durchläuft alle wichtigen Energiezentren. Die zweite Richtung ist vom Kern zur Peripherie und darüber hinaus ins Feld. Diese Energierichtung ist für alles verantwortlich, was mit "Ausstrahlung" zu tun hat.

In einem gesunden Organismus müssen beide Richtungen intakt sein. Wenn die Energie nur zirkuliert und nicht in den Ausdruck kommt, staut sie sich auf und führt früher oder später zu Krankheiten.

Wir achten also sehr darauf, daß die freigesetzte Pulsation in den Ausdruck gebracht wird, vor allem eben ins Gesicht, ebenso in die Gestik, Stimme, und so weiter. Das ist meistens ein großes Stück Arbeit. Eben weil starke Introjekte in unserer Kultur bestehen, man zeigt nicht, was einen wirklich bewegt, wie es drinnen aussieht, etc. Meine Einschätzung ist, daß die Arbeit am Gesicht, an den ersten beiden Segmenten, 90 Prozent der Arbeit ausmacht, der Rest geht relativ schnell. Das Gesicht repräsentiert den Körper.

**FRAGE:** Die Energieverläufe, die du eben beschrieben hast, sind doch ziemlich idealtypisch. Gibt es nicht auch typische, je nach Störung oder Charakter pathologische Energieverläufe?

**LOIL:** Ja, gibt es schon. Aber damit würde man durch die Hintertür wieder eine Charaktertypologie einführen, das ist nicht mein Interesse. Ich habe es immer nützlich gefunden, mir "typische" Energieverläufe nicht entsprechend den Charakteren, sondern entsprechend den Grundemotionen zu vergegenwärtigen. Da sind zunächst alle Varianten der Expansion: Freude, Liebe, Begeisterung, Hingabe; die Energie breitet sich vom Kern durch die Muskelschichten in die Haut und ins Feld hinein aus. Dann alle Varianten der Kontraktion: Die Energie wird von der Peripherie abgezogen und sammelt sich im Kern.

Bei der Wut geht die Energie vom Kern in die Muskelschicht, sie geht nicht in die Haut oder ins Feld, sondern bleibt in den Muskeln stecken. Sehnsucht bringt die Energie in die Brust, ins Gesicht und in die Arme und ein wenig in die Genitalien. Bei der Traurigkeit ist die Sehnsucht blockiert; die ersehnte Begegnung oder, energetisch ausgedrückt, Überlagerung, findet nicht statt. Die Energie stoppt dann am Mund; sie läuft die Wirbelsäule hoch, über den Kopf und stoppt am Mund: es kann dann kein Ausgreifen mit dem Mund und mit den Armen geschehen.

**FRAGE:** Was ist mit Hausaufgaben für die Zeit zwischen den Therapiesitzungen? Hältst du es für sinnvoll, daß die Leute zu Hause Übungen machen?

**LOIL:** Ich gebe selten Hausaufgaben in Form von solchen Übungen. Es gibt sicher eine Reihe wirksamer Übungen, aber es kommt halt drauf an, sie im entscheidenden Moment einzusetzen. Übungen in Form von Hausaufgaben kriegen leicht etwas Mechanisches; manche Leute versuchen sogar, die Therapiesitzung zu Hause alleine zu wiederholen; sie legen sich hin, atmen und kopieren die ganze Sitzung, nur das Resultat will sich nicht wieder einstellen. Nach ein paar Versuchen merken sie dann, daß zwei dazugehören, it takes two, baby, me and you. (Lachen) Also, wenig Übungen. Aber ich lege Wert auf etwas anderes: daß die Leute die Erfahrungen aus den Sitzungen in ihr Leben umsetzen. Es ist nicht damit getan, daß die Körperenergien wieder in Fluß kommen, sie müssen auch in den Ausdruck und vor allem in die Beziehung zur Welt gebracht werden. Es macht wenig Sinn, wenn die Leute auf der Matte total ins Strömen kommen und beim Rausgehen wieder ihr Pokerface aufsetzen.

Statt Übungen für zu Hause mitzugeben, arbeite ich mit den Leuten lieber daran, wie sie Risiken eingehen können in ihrem Leben. Das hat einen größeren panzerlösenden Effekt als Übungen. Mit Risiken eingehen meine ich nicht, daß man sich in waghalsige Transaktionen hineinpusht. Ich meine vor allem die Risiken, die im alltäglichen Leben in der Beziehung zu anderen entstehen. Jede Sekunde ist voller Möglichkeiten, ein Stück zu wachsen. In jede Sekunde kann die gesamte verfügbare Erregung eingebracht werden. Habt ihr schon mal an der Ampel gestanden und der Frau oder dem Mann im Wagen neben euch freundlich zugelächelt? Und habt ihr das einen Tag lang an jeder Ampel gemacht? Oder habt ihr in der U-Bahn eurem Gegenüber gesagt, wie sympathisch er aussieht? Oder habt ihr euch in einem halbvollen Restaurant zu wildfremden Leuten an den Tisch gesetzt und gesagt, ihr wollt ein bißchen Unterhaltung? Oder habt ihr Leuten, die ihr schon kennt, gesagt, wie sehr ihr sie mögt? Oder habt ihr jemandem mit schlotternden Knien und brechender Stimme, halb der Ohnmacht nahe, eine Liebeserklärung gemacht?

Ich weiß nicht, was einen Bergsteiger motiviert, und ich verstehe überhaupt nichts vom Bergsteigen und habe nichts als Vorurteile dagegen. Aber ich habe die Vermutung, daß ein einziges "Ich liebe Dich", aus vollem Herzen gewagt, manchem Bergsteiger manche Expedition erspart hätte.

Jeder kann sich jederzeit mit solchen Risiken konfrontieren. Wer sich über Langeweile beklagt, riskiert nichts. Wichtig ist allerdings, ein Gefühl für den angemessenen Risikolevel zu entwickeln. Das Risiko muß bewußt und mit jeder Faser erlebt werden, damit sich ein Stück Panzerung auflösen kann. Ein "Augen zu und durch", die typische Haltung der sogenannten Helden, löst die Panzerung nicht, sondern verstärkt sie nur.

## Körperarbeit, Sexualität, Spiritualität

**L**oil: Michael Smith wurde mal gefragt, wie er als Körpertherapeut Selbstvertrauen und Zuversicht definieren würde. Er überlegte einen Moment und gab dann eine verblüffende Antwort:"Selbstvertrauen ist ein lustvolles, sattes Gefühl in den Genitalien bei jeder Ausatmung."

In der Tat bestätigt sich in unserer Arbeit immer wieder auf's neue Reichs fundamentale Entdeckung, daß die Überwindung oder Transzendierung der Neurose mit der Lösung der Beckenpanzerung steht und fällt. Ein unneurotisches In-der-Welt-Sein, wahres Selbstvertrauen, wahre Zuversicht ist gegründet in dem Bewußtsein und dem Erleben genitaler Potenz, deren biologische Basis die weitgehende Auflösung der Beckenpanzerung ist. Daran ist nicht zu rütteln, auch wenn in der Literatur, die sich ausdrücklich auf Reich beruft, hierzu viel Widersprüchliches und Verwirrendes zu lesen ist. Manche Autoren sind der Meinung, daß Reich die Sexualität überbetont hat. Tatsächlich aber hat Reich gerade dadurch, daß er das sexuelle Verhalten seiner Patienten so gründlich und mutig erforscht hat, die Grundlage dafür geschaffen, daß die neurotische Überbetonung der Sexualität therapeutisch aufgelöst werden kann. Wenn die Energie frei durch den Körper und insbesondere ins Becken und in die Genitalien fließen kann, stellt sich ein tiefes genitales Verlangen ein, dessen Befriedigung auf unkomplizierte und natürliche Weise in das alltägliche Leben integriert werden kann, vorausgesetzt, man findet einen entsprechenden Partner. Aber auch das Finden eines solchen

Partners ist einfacher und sicherer von der Position genitaler Potenz her. Die vielen neurotischen und enttäuschenden Partnerwahlen entstehen ja meistens aus der Panzerung heraus.

Sexualität ist in der Tat nicht alles. Aber diese Aussage bleibt solange eine dröge akademische Position, bis man durch das Nadelör der genitalen Entpanzerung gegangen ist. Dann erst kann die Sexualität im Leben eines Menschen ihren natürlichen Platz einnehmen.

Andere Autoren erkennen die Bedeutung der Erlangung der orgastischen Potenz für den Erfolg der Therapie an. Aber dann empfehlen sie jede Menge Übungen zur Lösung des Beckens. Einige haben dicke Bücher geschrieben voller Übungen und suggerieren so den Eindruck, als könne die Panzerung, insbesondere die Beckenpanzerung, durch Übungen gelöst werden. Das habe ich schon immer für äußerst unseriös gehalten. Jeder, der sich in dieser Arbeit einigermaßen auskennt, weiß genau, daß Übungen einen sehr untergeordneten Stellenwert haben. Gerade die Beckenpanzerung löst sich am Ende eines therapeutischen Prozesses, wenn vorher sorgfältig gearbeitet worden ist.

Paradoxerweise löst sich die Beckenpanzerung oft fast von alleine, ohne daß viel dafür getan, geschweige denn geübt werden muß, wenn vorher die oberen Segmente sauber gelöst worden sind - insbesondere das okulare Segment und das Zwerchfell. Dadurch wird im Körper eine Dynamik in Gang gesetzt, die sich in die unteren Segmente fortsetzt und oft weit über die Dauer der Therapie hinausreicht. Bezeichnenderweise löst sich das Becken oft erst nach Beendigung der Therapie, manchmal ein bis drei Jahre später.

**FRAGE:** Ich habe in der Literatur noch ganz andere Widersprüche und Verwirrungen entdeckt. Und zwar habe ich mich viel mit den großen spirituellen Traditionen beschäftigt. Die sagen fast übereinstimmend, daß es überhaupt nicht gut ist, Orgasmen zu haben. Besonders Männern wird da geraten, die Samenflüssigkeit zu konservieren, statt zu verausgaben. Da hab' ich also jetzt auf der einen Seite meinen verehrten Wilhelm Reich mit seiner Orgasmustheorie und auf der anderen Seite meine ebenso verehrten großen Weisheitslehren der Menschheit, die darauf abzielen, Sex zu transzendieren, und ich sitze ratlos dazwischen. Fällt dir dazu was ein?

**LOIL:** Dazu gibt es viel zu sagen. Zunächst mal: Reich hat an keiner Stelle gesagt, man solle möglichst viele Orgasmen haben. Das ist ein Mißverständnis, das sich aufgrund unzureichender oder oberflächlicher Rezeption des Reich'schen Werkes immer wieder erneuert. Was er gesagt hat, ist vor allem dies: Es ist die *Funktion* des Orgasmus, überschüssige Energie im Körper abzubauen. Er hat niemals den Orgasmus gepredigt, er hat von seiner Funktion gesprochen und sogar eins seiner wichtigsten Bücher bekanntlich so betitelt: Die Funktion des Orgasmus. Die Funktion des Orgasmus, überschüssige Energie zu entladen, ist umso wirksamer, je weniger gepanzert der betreffende Organismus ist. Ein schwer gepanzerter Mensch kann noch so viele Orgasmen haben: es wird kaum etwas an seiner chronischen Gesamtspannung ändern.

Zweitens: um überschüssige Energie entladen zu können, muß man sie erst mal aufgebaut haben. Da, wo Energie im Körper in chronischen Kontraktionen abgepanzert ist, hilft zunächst auch kein Orgasmus. In diesen Bereichen des Körpers kann es einfach zu keinen orgastischen Konvulsionen kommen. In den weniger gepanzerten Bereichen wird durch den Orgasmus überschüssige Energie abgebaut - wenn solche vorhanden ist. Ist keine überschüssige Energie da, wird trotzdem Energie abgebaut; und zwar geht es dann an die Substanz. Die Energiebestände, die zur Aufrechterhaltung der allgemeinen vegetativen Regulation benötigt werden, werden dann angezapft; es tritt eine Schwächung ein im Organismus und auf Dauer ein Degenerationseffekt. Um es nochmal zu sagen: ein Orgasmus kann nur dann seiner biologischen Funktion genügen, wenn vorher durch Nahrung, Atmung etc. genügend Energieüberschuß aufgebaut worden ist. Die Produktion eines Energieüberschusses ist nun individuell sehr verschieden; das ist wahrscheinlich anlagebedingt: Manche laden schnell und viel, andere laden langsam und wenig. Für manche mag es angemessen sein, täglich eine orgastische Konvulsion zu erleben, um energetisch wieder ausgeglichen zu sein. Für andere ist vielleicht einmal im Jahr genug.

Es gibt noch eine andere Möglichkeit, die überschüssige Energie abzubauen. Ich meine jetzt nicht Holzhacken, Joggen oder ähnliches (Lachen). Dadurch wird außerdem die spezifisch genitale Spannung nicht gelöst. Diese andere Möglichkeit ist Meditation. Nicht die modische 15-Minuten-Feierabend-Meditation (Lachen), die sicher auch für viele ihr Gutes hat, sondern die tiefe und sich immer weiter vertiefende Meditation, die im Verlauf eines wahrhaft spirituellen Prozesses entsteht. Damit komme ich auf den zweiten Teil deiner Frage.

Es werden heute viele und immer mehr Bücher veröffentlicht, in denen esoterische Lebenspraktiken enthüllt und beschrieben werden. An jeder Ecke gibt es die geheimen Lebensregeln des Tao, die geheimen Atemübungen der Sufis, die geheimen Meditationspraktiken von Ichweißnichtwem und so weiter. Die meisten dieser vielen Weisheiten, die heute jedem zugänglich sind, waren früher tatsächlich streng geheim. Sie wurden dem Schüler oder dem Kandidaten genau dann zugänglich gemacht, wenn er in seinem individuellen spirituellen Prozeß an einen Punkt oder in ein Stadium kam, wo genau diese Technik oder jener Hinweis hilfreich war. Es hing entscheidend von der Beziehung zum spirituellen Lehrer und von dem Stadium des spirituellen Prozesses ab, wann welche Methode gegeben wurde. Es gibt zum Beispiel Methoden, die nützlich sind, wenn jemand in seinem spirituellen Prozeß schon sehr fortgeschritten ist, die aber völlig nutzlos für einen Anfänger sind. Zum Beispiel kaufen sich Leute Bücher wie "Die Öffnung des Dritten Auges" oder so und üben drauflos, ohne zu wissen oder zu berücksichtigen, daß erst in allen unteren Chakren sehr viel bewegt werden muß, wenn sich im sogenannten Dritten Auge was tun soll. Ganz zu schweigen davon, daß ein echter spiritueller Prozeß so eine profunde und radikale Angelegenheit ist, die nicht aus Büchern oder mittels Übungen angegangen werden kann.

Jetzt komme ich zu deiner Frage: Die Energie, die im Orgasmus entladen wird, kann theoretisch auch im Körper behalten und höhergeleitet und in den höheren Chakren "verarbeitet" werden, ohne daß ein Energieüberschuß bleibt. Das erfordert aber eine sehr fortgeschrittene spirituelle Praxis und Erfahrung, über die kaum jemand verfügt. Für den normal neurotischen, normal kontrahierten Mitteleuropäer (Lachen) gilt daher nach wie vor Reichs Entdeckung, daß der Energieüberschuß am besten in der möglichst vollständigen orgastischen Konvulsion entladen werden kann.

**FRAGE:** Aber Spiritualität und Therapie, insbesondere Körpertherapie, haben doch auch viel gemeinsam. Wir alle hier haben doch in der Körperarbeit Erfahrungen gemacht, die über die Auflösung von Blockaden hinausgehen, die mit der Transzendierung von Körpergrenzen und tiefen meditativen Zuständen zu tun hatten. Findet nicht am Ende der Körperarbeit ein Übergang ins Spirituelle statt?

**LOIL:** Ich bin da ganz anderer Meinung. Körperarbeit und spirituelle Entwicklung sind zwei grundverschiedene Prozesse, die kaum etwas miteinander zu tun haben. Es stimmt, daß Leute, und wir können das ja alle bestätigen, daß Leute im Verlauf der Körperarbeit großartige innere Erfahrungen machen können; manche haben Visionen, manche kommen in eine tiefe innere Ruhe, andere fühlen sich tief verbunden mit anderen Menschen oder der natürlichen Umwelt, andere nehmen sich deutlich als Energiefeld und Energieprozeß wahr, und so weiter, und so weiter. Vieles ist möglich. Aber - das sind alles keine spirituellen Erfahrungen. Bei all diesen Phänomenen und Sensationen handelt es sich fast immer um tiefere Ausschöpfungen der Erfahrungsmöglichkeiten des Nervensystems, des Gehirns, um ein besseres Kennenlernen der natürlichen Körperenergien, als das im "Normalzustand" der Fall ist. Normalerweise leben wir auf Sparflamme, was unsere Erfahrungsmöglichkeiten angeht. Wenn dann auf einmal - wie das zum Beispiel im Rahmen der Körperarbeit oft geschieht - so intensive und auch neuartige, unerklärliche Erfahrungen gemacht werden, dann denken viele gleich, es wären spirituelle Erfahrungen. Das ist ein großer Trugschluß, wie bei so vielem, was heute als spirituell verkauft wird. Es ist einfach unglaublich, welcher Mist unter diesem Label vermarktet wird. Früher gab es die Freßwelle, dann die Pornowelle, heute gibt es die Spiriwelle.

Wahre Spiritualität heißt Verbundenheit, Eins-Werden mit Gott oder - energetisch ausgedrückt - Eins-Werden mit der höchsten und stärksten Energie. Das Energieniveau, auf dem wir uns bewegen, ist sehr viel schwächer und niedriger als diese höchste Energie: Eine Verbindung damit würde uns sofort zerstören. Es erfordert meistens eine lange und intensive Zeit der Vorbereitung, der Anpassung und Angleichung an diese höchste Kraft, bevor ein Eins-Werden mit dieser Kraft überhaupt möglich sein kann. Diese Zeit der Vorbereitung und Angleichung ist der spirituelle Prozeß; und der hat nichts mit dem therapeutischen Prozeß zu tun.

Ich finde immer, daß große Skepsis angesagt ist, wenn Körpertherapeuten, Therapeuten überhaupt, aber es geht besonders die Körpertherapeuten und Trainer an, wenn die also ihre Arbeit spirituell nennen oder irgendwie mit Spiritualität in Zusammenhang bringen. Oder wenn sie meinen, durch ihre Arbeit spirituellen Entwicklungen ihrer Klienten Vorschub leisten zu können. Diese Skepsis hat verschiedene Gründe: einmal den, den ich eben genannt habe, und die Verwechslung natürlicher Erfahrungsmöglichkeiten mit spirituellen Erfahrungen.

Es gibt noch andere Gründe: Therapie findet immer im Kontext der Ego-Existenz statt, das heißt, es geht immer um Ego-Erfüllung. Wer in Therapie geht, strebt Erfüllung an: ein befriedigenderes Sex-Leben, mehr Expressivität, größeres Selbstwertgefühl, was auch immer. Das Leben soll glücklicher werden, angstfreier, stressfreier, eben erfüllter.

Im spirituellen Prozeß wird deutlich, daß solcherart Erfüllung letztlich unmöglich oder nur kurzfristig möglich ist und dann wieder verloren geht. Es wird deutlich, daß die einzig mögliche Form andauernder Erfüllung in der Transzendierung dieser konventionellen Erfüllungswelt liegt. Daß jedes Begehren letztlich eine Fixierung darstellt, die wieder aufgelöst werden muß, wenn man mit der höchsten Kraft, dem höchsten Glück vereint sein will. Diese Fixierungen können aber nicht etwa durch asketisches Unterdrücken aufgelöst werden, sondern nur durch natürliches Überflüssig-Werden: Das Leiden an der konventionellen Welt wird so stark, das Bedürfnis nach Transzendierung wird so stark, daß das Interesse an konventionellen Erfüllungen nach und nach verschwindet und nur noch der Wunsch nach der Vereinigung mit der höchsten Energie, nach permanenter Glückseligkeit das Leben bestimmt. Das ist der spirituelle Prozeß.

Und noch eins ist wichtig: Dieser Prozeß, der spirituelle Prozeß, ist ein solches Abenteuer, ein solcher Vorstoß in unbekanntes Gelände, teils gefährliches Gelände, erfordert soviel Mut, Intelligenz, Disziplin und Leidenschaft und Ausdauer und Entschlossenheit, daß man nicht ohne einen spirituellen Lehrer, einen spirituellen Meister, einen Guru auskommt. Es ist absolut unmöglich, diesen Prozeß im Alleingang zu durchlaufen. Die Anleitung durch den spirituellen Lehrer und auch die Hingabe an den spirituellen Lehrer ist absolut erforderlich. Das klingt in unseren Breiten, wo jeder sein eigener Guru sein will und was auf seine Unabhängigkeit gibt, unverständlich oder gar lächerlich. Das liegt daran, daß wir im Westen keine spirituelle Tradition haben und sich deshalb hier so viel Pseudo- oder Do-it-yourself-Spiritualität ausbreiten kann. Ohne die enge Beziehung zum spirituellen Lehrer ist kein echter spiritueller Prozeß möglich. Das bestätigen alle großen spirituellen Traditionen, alle großen Schriften und alle, die durch diesen Prozeß gegangen sind.

Ein Therapeut, wie genial er auch immer sein mag, kann niemals ein spiritueller Lehrer sein. Eben weil er sich selbst noch im Rahmen der Ego-Existenz bewegt, während der echte spirituelle Meister sein Ego vollständig transzendiert hat und dies wirkungsvoll demonstrieren kann.

Also, um auf die Frage zurückzukommen: von einem natürlichen Übergang vom Therapeutischen zum Spirituellen kann meiner Meinung nach nicht die Rede sein. Gibt es überhaupt Berührungspunkte? Ich weiß es nicht.

Vielleicht kann Körperarbeit eine Vorbereitung für das spirituelle Leben sein. Ein besseres Gegründet-Sein im Körper wird erreicht, Fühlen und Atmen werden trainiert, die Welt wird wieder mit dem ganzen Körper erlebt. Vielleicht ist das auch der Zugang zu Gott: fühlend, atmend, mit dem ganzen Körper wahrnehmend.